# »Ich habe Alzheimer«

Erzählt von Stella Braam

Stella Braam

# »Ich habe Alzheimer«

## Wie die Krankheit sich anfühlt

Aus dem Niederländischen von
Verena Kiefer und Stefan Häring

BELTZ

Titel der niederländischen Originalausgabe:
IK HEEB ALZHEIMER
Het verhaal van mijn vader, door Stella Braam
© Stella Braam 2005
Die Originalausgabe erschien erstmals 2005 bei
Uitgeverij Nijgh & van Ditmar B.V., Amsterdam

Um die betroffenen Personen zu schützen, wurden einige Namen durch Pseudonyme oder Initialen ersetzt. Namen von verantwortlichen Personen, etwa aus dem Gesundheitswesen, die Stella Braam zur Verfügung standen, sind im Original wiedergegeben.



www.beltz.de

2. Auflage


Fotos: © Cees Hilhorst
Umschlaggestaltung: Federico Luci, Odenthal
Umschlagabbildung: © Cees Hilhorst
Satz: WMTP GmbH, Birkenau
Druck und Bindung: Druck Partner Rübelmann, Hemsbach
Printed in Germany

ISBN 978-3-407-85763-7

# Inhalt

1
Amok im Alten- und Pflegeheim
*7*

2
Zettel, Zettel!
*11*

3
Hotel Alzheimer
*34*

4
Seelenkundler ohne Team
*53*

5
Unerwünscht
*72*

6
Einbrecher am Bett
*86*

7
Tropfenkamikaze
*107*

8
Alzheimer-Sicherheitsverwahrung
*126*

9
Das Schattenreich
*147*

10
Der unbewohnte Geist
*167*

Epilog
*182*

## Anhang

Demenzwörterbuch von René van Neer
*187*

Anmerkungen
*189*

Danksagung
*192*

# 1

# Amok im Alten- und Pflegeheim

René hat die Station in seine Gewalt gebracht. »Er bedroht hier alle«, sagt die Betreuerin am Telefon. Sobald sie eine Chance sah, ist sie zu dem gläsernen Beobachtungsposten gegangen und hat meine Nummer gewählt.

»Er fuchtelt mit seinem Stock herum und ruft: ›Ich weigere mich, noch länger in diesem Internat zu arbeiten. Man wird hier nur ausgebeutet.‹ Ich kann machen, was ich will, aber er lässt sich nicht beruhigen«, fährt sie außer Atem fort.

Im Hintergrund höre ich meinen Vater: »Warum lassen Sie sich das gefallen? Packen Sie Ihre Sachen! Gehen Sie nach Hause!«

»Können Sie bitte herkommen?«

»Sofort. Aber geben Sie ihn mir bitte erst.«

»Herr van Neer, Ihre Tochter ist am Telefon!«

»Tag Stella.«

»Hallo Papa, wie geht's?«

»Was soll ich sagen? Irgendwie hat es auch etwas Komisches. Im Augenblick beobachten mich zwei Frauen, merken aber nicht, dass ich sie durchschaue.«

»Geh in dein Zimmer und warte dort auf mich.«

»Habe ich hier denn ein Zimmer?«

Also gut, seine Tochter wird ihn schon nicht zum Narren halten. René wendet sich noch einmal an sein verängstigtes Publikum: »Ich gebe Ihnen einen guten Rat: Schauen Sie nicht in dieses Telefon. Was Sie sehen werden, ist nichts für Sie.« Er knallt den Hörer auf die Gabel.

Es ist der 19. Mai 2004. Mein Vater, der seine Station tyrannisiert, ist pensionierter Psychologe. Er ist 78, von kleiner Statur und hat Schuhgröße 46. Seiner Pflegeakte zufolge ist er ein »etwas seltsamer und eigenwilliger Mann« mit »ausreichendem Lebenswillen«, jedoch »äußerst skeptischem Weltbild«. An jenem Abend, als er Amok läuft, ist er seit fast einem halben Jahr im Alten- und Pflegeheim Koepelhof, Maastricht, weil er Alzheimer hat.

Hoffentlich ist René meinem Rat gefolgt und hat sich auf die Suche nach seinem Zimmer gemacht. Er wird mit unsicherem Schritt durch den Flur tappen und den Ort suchen, an dem er anscheinend wohnt. Aber in welchem Zimmer? Alle Türen sind im selben Purpurrot gestrichen und silberne Schildchen vermelden in winzigen Buchstaben den Namen der jeweiligen ›Bewohner‹.

Vielleicht geht er erst dreimal daran vorbei, bevor er die Tür mit dem nachlässig angebrachten Papier entdeckt, auf dem in großen Buchstaben sein Name steht: RENÉ VAN NEER. Dort hält er an – wie immer.

Da steht wirklich sein Name. Es wird doch keine Falle sein? Schließlich wird er sich in den blauen Sessel am Fenster setzen und warten … ja, auf wen eigentlich? Mit wem sprach er gerade am Telefon?

Eine halbe Stunde später renne ich die Treppe hinauf. Das ›Wohnzimmer‹ im dritten Stock, auf der Station für Demenzpatienten, ist verlassen. Die Bewohner sind in ihre ›Wohnungen‹ geflüchtet und haben die Türen verriegelt.

Der Amokläufer sitzt in seinem Lehnstuhl am Fenster seines Zimmers. Der Fernseher dröhnt in voller Lautstärke. Fußball – dafür interessiert er sich nicht einmal.

»Was ist passiert?«, frage ich besorgt.

Er schließt die Augen. »Ich befand mich in einem großen Raum …« René sieht verschwommene Bilder, die ebenso schnell wieder verschwinden, wie sie aufgetaucht sind. »Bösartige Gesichter. Eine nervöse Frau. Streit? Ich weiß es nicht genau.« Plötzlich steht er auf und geht in seinem Zimmer auf und ab. Dort stehen ein Bett, ein Stuhl, Schränke und ein kleiner Schreibtisch.

»Was steht mir morgen bevor? Kann es sein, dass dann eine Pflegerin kommt?«

»Morgens steht eine Pflegerin vor der Tür«, sage ich. »Sie wird dir beim Waschen und Anziehen helfen.«

»Ich würde das gern auf ein Minimum beschränken. Es ist unangenehm, wenn andere an einem rumzurren.« René schaut mich verzweifelt an. An was für einem Ort ist er gelandet? »Ist das ein Krankenhaus? Ein Internat? Ein Pflegeinternat?«

»Du bist in einem Alten- und Pflegeheim.«

»Und warum gibt es dann keine Pflege?«

»Leg dich jetzt schlafen.«

»Schlafen? Warum?«

»Weil es schon spät ist. Soll ich dir mit dem Schlafanzug helfen?«

»Nein, ich ziehe mich nicht aus. Auf gar keinen Fall. Wenn die kommen, muss ich bereit sein.« Die: die Bande »Krimineller und Kleinkrimineller«, die ihn daran hindert, nach Hause zu gehen.

Auf dem Flur stürzt sich die Betreuerin auf mich, eine noch sehr junge Frau. »Die Bewohner haben Todesängste ausgestanden. Sie trauten sich nicht aufzustehen«, sagt sie. Auch sie hatte Angst. »Er drohte mit seinem Stock und ich war ganz allein.«

Eine spindeldürre Frau mit langen, dunklen Strähnen trottet hinter einem Rollator auf uns zu. »Ihr Vater hat die Schwestern mit Besteck beworfen«, legt sie los. »Und erst kürzlich hat er mit einer Kaffeekanne gedroht.«

»Das macht er nicht absichtlich«, erkläre ich ihr. »Er leidet an Demenz.«

Sie nickt, stützt sich auf die Griffe ihrer Gehhilfe und meint: »Da ist er hier nicht der Einzige. Ganz gleich, was passiert, sage ich darum immer freundlich: ›Guten Morgen, Herr van Neer.‹«

Die Pflegerin wirft einen Blick auf ihre Armbanduhr. Sie muss in den fünften Stock zu den dreizehn Bewohnern mit schwerer Demenz. Als wir zur Treppe gehen, hören wir ein Rufen aus einem der Zimmer: »Schwester! Schwester!«

»Müssen Sie nicht zu ihr?«, frage ich sie.

»Oh, nein, dafür habe ich überhaupt keine Zeit.« In diesem Heim kommen auf achtundachtzig Bewohner pro Nacht zwei Pflegerinnen. »Und im Übrigen schreit sie die ganze Nacht so.«

Darunter leidet sie, sagt sie, als sie schon auf der Treppe zum fünften Stock ist. »Wenn ich nach der Arbeit ins Auto steige, schallt es mir noch nach: ›Schwester! Schwester!‹«

# 2

## Zettel, Zettel!

Juni 2003. René lebt in einer geräumigen Erdgeschosswohnung in Tilburg, zentrumsnah. Auf dem Fensterbrett in seinem Wohnzimmer reifen Äpfel in der Sonne. Sein Motto: Nichts gesünder als ein Apfel.

Die Einrichtung seiner Wohnung besteht aus knallgelben Schirmlampen, einem Sessel in grellem Orange, wackligen Tischen, einer Sitzgruppe mit zwei kleinen Sofas – eins davon mit einem dunkel karierten, das andere mit einem rosafarbenen Überwurf. Auf dem Fußboden liegt ein blauer Perserteppich. Man muss aufpassen, wo man hintritt: die Stromversorgung seiner Wohnung erfolgt über lose Drähte und viele Meter Verlängerungskabel.

Vor dem rechten Fenster steht sein Schreibtisch, überladen mit Büchsen für Heftklammern, Gummis und Stiften, mit Klammeraffen, Lochern, Zetteln und Heftordnern. Neben seinem Telefon liegt eine Liste mit Telefonnummern des ›Telefonkreises‹, eines Clubs für Einsame, die sich jeden Morgen gegenseitig mit der Frage anrufen: »Lebst du noch?«

Auf einem wackligen Tisch auf der linken Seite seines Wohnzimmers steht sein Computer. Aus den Regalen quellen Schnellhefter und Akten, an der Wand hängen Bilder seines Sohnes Camille. Dass sein hinfälliges Mini-Fernsehgerät noch ein Bild auf die Mattscheibe zaubert, ist das reinste Wunder. Das Radio ist »kaputt«. Seine Musikanlage mit den riesigen Lautsprechern Marke Eigenbau kriegt er nicht mehr zum Laufen. Manchmal spielt er auf seiner Hammondorgel ein paar Takte oder bläst auf seiner Mundharmonika. Auf diese Weise hat er doch noch etwas

Musik – seine große Liebe, »die höchste Form der Kunst; dagegen kommen wir Autoren nicht an«.

Im Zentrum der offenen Küche steht eine alte Mikrowelle. Tiefkühlgerichte sind alles, was er braucht. Kochen? Zeitverschwendung. René benutzt den Gasherd mit den eingebrannten Resten nur, um Wasser für seinen löslichen Kaffee in einem verrosteten Topf zu erhitzen.

Im Küchenregal stehen dreißig Päckchen Kondensmilch. An der Wand über der Spüle hängen Dutzende Scheren. Die Klobürste landet hin und wieder im Kühlschrank und in der Post war wieder eine Mahnung – für einen zuverlässigen Zahler wie René ein ungekanntes Phänomen.

Neben dem Wohnzimmer befindet sich ein schmales Schlafzimmer. Das Bett ist immer ungemacht. In die Abstellkammer daneben traut er sich nicht mehr: Suchen zwecklos, man findet dort sowieso nichts mehr. Hinter einem verstaubten Vorhang hängen darin seine Hosen und Jacketts aus den Sechzigerjahren des letzten Jahrhunderts. In der Abstellkammer hält er voller Bescheidenheit auch seine eigenen Arbeiten vor den Blicken allzu neugieriger Besucher verborgen. Seine Tätigkeit als Kinderpsychologe verband er mit dem Schreiben pädagogischer Lehrbücher.[1]

René besuchte das Gymnasium in Kerkrade. Danach studierte er in Nimwegen Psychologie und Pädagogik und schloss beides cum laude ab. Vor ihm lag eine Karriere als Wissenschaftler, doch er wurde Kinderpsychologe. Seinen Traumberuf Wissenschaftsjournalist verwirklichte er nach seiner Pensionierung. Er schrieb Kolumnen und Beiträge für diverse Zeitungen und Zeitschriften und suchte Hintergrundinformationen für die journalistische Arbeit seiner Tochter – also für mich.

Ein warmer Tag, Sommer 2003. Ich läute. In den Händen halte ich eine Portion Eintopf vom Feinkosthändler. Wie immer habe ich eine halbe Stunde vorher angerufen. »Papa, ich sitze im Zug.

Bin gleich bei dir.« Diese eine halbe Stunde kann er sich noch merken.

Sein Blick fällt auf das Schälchen in meinen Händen. »Was ist das?«

»Eintopf.«

»Ein-was?«

In dem schmalen Flur hinter der Haustür steige ich vorsichtig über leere Colaflaschen, Zeitungsstapel, Kisten und eine Spülmittelflasche mit einem Zettel »Spülmittel kaufen«.

René trägt eine kurze, grüne Hose, gelbe Socken und ein Hemd mit einem grünen und einem rosafarbenen Ärmel. Er kauft seine Kleider auf dem Flohmarkt. Übermäßiger Konsum ist schlecht, findet er. »Das geht immer auf Kosten anderer. Menschen, die nichts haben. Wenn wir unser Geld für Luxus ausgeben, was sollen sie dann machen?« Und vieles ist in seinen Augen Luxus, Urlaub zum Beispiel. »Das macht man nur wegen der Nachbarn, weil man nicht zurückstehen will.«

Ich bringe ihm einen Pfeifkessel mit. Er bedankt sich höflich, aber ich kann sehen, was er denkt: Was soll ich mit so einem neuen Ding? Und es war bestimmt nicht billig. Geld ausgeben – das ist nichts für ihn.

Wir sitzen uns auf den zerschlissenen Sofas gegenüber. »Was ich jetzt doch wieder erlebt habe …«, sagt René. Er zeigt mir seinen Geldbeutel. Fünfhundert Euro. »Die waren plötzlich da drin«, meint er betreten. Ihm ist völlig schleierhaft, woher er das Geld hat. »Ich werde doch niemanden bestohlen haben?«

»Das Geld hast du selbst auf der Postbank geholt«, beruhige ich ihn.

»Aber das müsste ich doch wissen«, ruft er aus. Es ist, als sei in seinem Kopf Styropor. »Als lebe man in einer Wolke. Jegliche Ordnung ist verschwunden.«

Nach dem Kaffee machen wir unsere feste Runde durch Tilburg. Mein Vater wohnt seit fast fünfzehn Jahren dort, aber die Stadt erscheint ihm immer fremder. Als wir eine Kreuzung überqueren, schaut er sich um. »Früher war hier doch ein Firmenschild? Und gab es dort an der Ecke nicht ein Restaurant?« Unruhig wühlt er in seinen Hosentaschen. »Meinen Geldbeutel doch nicht vergessen?«

Vor der Post in einem Einkaufszentrum im Herzen Tilburgs ist er ganz überrascht. »Wird hier alles rasend schnell umgebaut? Oder liegt es an mir?«

Es ist Sommer, aber in seinem Kopf hängt dichter Nebel. Der Nebel der Alzheimer-Krankheit. Der Prozess, der das Gehirn angreift, bis nur noch ein Drittel seines ursprünglichen Umfangs übrig ist; der den Geist niederreißt und die Erinnerungen zerstört.

»Kannst du mir beim Geldabheben helfen?«, fragt René. Um Hilfe zu bitten gehört nicht zu seinen Stärken. Er glaubt nicht daran. Sein Motto: Wenn man sich nicht selbst helfen kann, dann kann es niemand. »Wenn ich es allein machen muss, sind meine Füße schwer wie Blei«, erklärt er. »Auf dem Weg zur Bank versuche ich, mich an meine Geheimzahl zu erinnern. Dann schwirren allerlei Zahlenkombinationen durch meinen Kopf. Aber weißt du, was das Komische ist?« Er muss plötzlich lachen. »Wenn ich vor dem Schalter stehe, weiß ich sie wieder.«

In der Post vollzieht sich ein festes Ritual. René fasst in seine Hosentaschen und zieht zwei Geldbeutel hervor. Andächtig untersucht er den Inhalt und nimmt seine Postbank-Karte, eine abgelaufene EC-Karte und eine alte Versicherungskarte heraus. »Was meinst du, reicht das?«

»Eine Karte ist genug«, sage ich.

Diese Besserwisserin, sehe ich ihn regelrecht denken. Die Welt besteht aus Karten und Geheimzahlen. »Du willst mir doch nicht erzählen, dass denen eine einzige Karte reicht.«

Nach dem Geldabenteuer setzen wir uns in ein Straßencafe. Wie immer bestellt René Sorbet-Eis. Früher war er ein Liebhaber von französischem Käse, gegenwärtig muss es Süßes sein.

Eis, Kuchen, Schokolade, Marzipan – und alles in großen Portionen.

»Gehen wir?«, fragt René ungeduldig. Er will in ein Kaufhaus: Sein Aftershave ist leer. Am Morgen fand er sage und schreibe drei Zettel im Haus mit »Aftershave!«.

Im Kaufhaus, wo er sich jahrelang blind zurechtfand, irrt er nun ziellos umher. Wo stehen noch einmal die Toilettenartikel? Er bleibt vor einem Regal mit Enthaarungscreme stehen, liest eingehend die Aufschrift und begibt sich mit einer Tube zur Kasse.

Ich zupfe ihn am Ärmel und frage: »Wofür brauchst du Enthaarungscreme?«

»Die brauche ich nach dem Rasieren. Ich kaufe diese Marke schon seit Jahren.«

Steht man also endlich an der Kasse, sagt die Tochter, man habe den falschen Artikel, und die Kassiererin wirft einem einen mitleidigen Blick zu. Da hat man sich wieder vollkommen zum Idioten gemacht!

René stellt die Artikel der Reihe nach auf das Warenband, sucht in seinem Geldbeutel und gibt der Kassiererin einen Geldschein. Das Wechselgeld gibt sie nicht ihm, sondern mir. Immer häufiger passiert es, dass sich die Leute an seine Tochter wenden. Das verunsichert ihn. »Denken die, dass ich ’ne Macke habe? Schlimmer: Habe ich eine Macke?«

An der Haustür zückt René seinen Schlüsselbund, an dem bestimmt zwanzig Schlüssel aus früheren Zeiten und von anderen Wohnungen hängen. In seinem Briefkasten wartet die Tageszeitung, die er gewissenhaft durchblättert; Umschläge mit Kontoauszügen, die er nicht mehr öffnet, oder, falls er sie doch anschaut, mit Fragezeichen versieht; ferner verschiedene Zeitschriften von *Autoclub* bis *Warentest* und jede Menge Reklame.

Kaum sind wir in der Wohnung, läutet es schon an der Tür.

Die Nachbarin von oben schaut vorbei. Warum sieht sie René nur noch selten?

Jahrelang war René ihr Ratgeber. Mit jedem praktischen Problem konnte sie zu ihm kommen. Ganz gleich, ob Mieterhöhung, Steuer oder Parkerlaubnis, er ging der Sache nach und fand eine Lösung. Jetzt macht sie sich Sorgen: René kommt nicht mehr zum Kaffee und wirkt geistesabwesend.

»Wie geht es dir?«, fragt sie.

René schaut sie verständnislos an. Sie kommt ihm bekannt vor, aber er weiß nicht mehr, woher. »Mir geht es gut. Und Ihnen?«

Eine Woche später. An der Stelle seines Schneidezahns klebt ein Stück Kaugummi. René kann seinen Kunstzahn nicht finden. »Mit einem Kaugummi klappt das schon«, versucht er das Problem herunterzuspielen.

Gemeinsam mit seinem Schwiegersohn Cees durchsuchen wir seine Wohnung. Während Cees auf seinem Teppich fahndet und ich seinen Schreibtisch durchwühle, sucht René in der Küche.

»Ich habe ihn!« Auf der Spüle hinter dem Geschirrkorb.

Zeit zum Einkaufen. Im Supermarkt füllen wir den Warenkorb mit den ewig gleichen Artikeln. Brot, Käse, Kondensmilch, Cola, Äpfel, ein Tiefkühlgericht, eine Flasche Wein. Nicht für ihn – René ist Abstinenzler – sondern für seine Haushaltshilfe Marjon, die sich gern ein Gläschen genehmigt. Marjon, eine rothaarige, fünfzigjährige Frührentnerin, kommt in regelmäßigen Abständen auf ihrem Motorroller vorbei, ihren Hund in einem braunen Schilfrohrkorb vorn am Lenker. Marjon macht die Wäsche, bringt regelmäßig eine warme Mahlzeit mit und behauptet trotz der Staubwolken, sie putze seine Wohnung.

Hatte René Vorahnungen? 1995 erklärte er sich bereit, Vorträge zum Thema ›Demenz, im Besonderen die Mündigkeit des Patienten‹ zu halten. Alzheimer, die häufigste Form der Demenz, hatte ihn bereits seit geraumer Zeit beschäftigt. Demenz ist der lateinische Begriff für ›Unvernunft‹ und offiziell keine Krankheit, sondern ein ›Syndrom‹: eine Kombination aus gleichzeitig auftretenden Symptomen.

Bei Demenz lassen die geistigen Funktionen stetig nach. Anfangs fällt vor allem das stockende Gedächtnis auf. Doch Demenz ist viel mehr als eine Gedächtniskrankheit. Auch die praktische Seite des Lebens macht Probleme. Einfache Handlungen werden kompliziert. Es gelingt nicht mehr, etwas richtig zu organisieren.

Demenzkranke haben Sprech- und Verstehensschwierigkeiten, Menschen und Gegenstände erkennen sie nicht mehr. Das Zeitgefühl kommt abhanden, Stimmungswechsel treten auf und auch der Charakter kann sich ändern.

Der Prozess verläuft schleichend, so langsam, dass man ihn anfangs nicht wahrnimmt. Erst im Nachhinein erkennt man die Signale. 1998, René kommt zu Besuch. Er ist erleichtert, dass ich ihn zum Bahnhof begleite. »Es wird immer schwieriger, den Weg zu finden«, sagt er. Ein Jahr später schwört er auf Notizzettel. Aber wer tut das nicht?

Im darauf folgenden Jahr werden seine Ideen, die er mir für Artikel zukommen lässt, knapp und oberflächlich. Irgendwann im Laufe des Jahres 2001 bleibt der Umschlag vom Finanzamt zwischen alten Zeitungen liegen. Im September schreibt er dem Finanzamt einen verzweifelten Brief mit der Bitte um Aufschub. »Ich schaffe es selbst nicht, werde also fachkundige Hilfe suchen müssen.« Im Jahr darauf schreibt er erneut einen Antrag: »Sollten Sie mir jemanden empfehlen können, der mir bei der Steuererklärung helfen kann (gegen Bezahlung), dann würde ich es gern in Anspruch nehmen.«

Die Steuererklärung bereitet ihm Sorgen. Hat er sie nicht immer selbst mit größter Sorgfalt erstellt, den Taschenrechner im Anschlag? Jetzt versteht er die Zahlen und Begriffe nicht mehr. »Was meinen die wohl mit Dividende?« Außerdem findet er nichts wieder, keinen Kontoauszug, keine Rechnung, nichts. »Wie sieht meine Finanzsituation aus? Habe ich Zahlungsaufschub bekommen? Jederzeit kann der Gerichtsvollzieher vor der Tür stehen.«

Während der niederländischen Parlamentswahlen 2002 rufe ich ihn an. »Und Papa, wen hast du gewählt?«

Auf der anderen Seite bleibt es still.

»Nun?«

René: »Pim natürlich.« Der einzige Name, der ihm einfällt.

»Pim Fortuyn? Warum?«, frage ich den Mann, der immer progressive Parteien wählte.

»Ich habe Pim gewählt, weil ich Pim gewählt habe.«

Plötzlich begreife ich: René hat überhaupt nicht gewählt. Er konnte sein Wahllokal nicht finden.

Im selben Jahr feiern meine Mutter Marijke Braam – seine erste Frau, mit der er achtzehn Jahre verheiratet war –, sein Sohn Camille und ich bei ihm zu Hause seinen sechsundsiebzigsten Geburtstag. Wir haben Rosen mitgebracht. Die Vase in der Küche ist zu klein für den Strauß.

Die Rosen werden in einen Eimer gestellt, der Gedichtband, den Marijke ihm schenkt, landet unter irgendeinem Stapel Bücher. René wird sich später nicht mehr an diesen Tag erinnern können.

2003 – sein letztes Jahr in Tilburg – wird seine Wohnung »von einem mysteriösen magnetischen Feld terrorisiert«. Computer, Drucker, Handys, Lampen – alles scheint zur selben Zeit wie von geheimnisvoller Hand zu versagen.

René durchforstet Warentestmagazine und eine Unmenge von Prospekten. Er möchte sich ein Handy anschaffen. »Praktisch, wenn ich mich einmal verirre.« Aber ganz gleich, welches Handy er kauft, innerhalb weniger Tage ist es ›kaputt‹. Zum Verrücktwerden.

»Papa, es ist nicht kaputt. Du musst den Akku deines Telefons aufladen.«

»Akku?« Er schaut mich verständnislos an. »Kannst du auch mal nach dem Computer sehen? Der ist auch kaputt.« Aber er ist nur nicht eingeschaltet. Mit einem einzigen Handgriff erscheint auf dem Monitor wieder ein Bild. Wie macht sie das nur? Ich sehe es ihn regelrecht denken.

Er geht zur Küche und kehrt wieder um: Auf dem Weg dorthin hat er vergessen, was er eigentlich tun wollte.

René kann sich immer weniger konzentrieren. Beim Lesen schweifen seine Gedanken ab. Er informiert sich, bestellt ein ›Pflegebuch‹ über Demenz und liest es, den gelben Textmarker in der Hand. »Ein Buch gehört mir erst dann, wenn ich darin geschrieben habe.«

Er spricht nicht gern über seine Vermutungen. Man fällt den anderen nicht mit dem eigenen Kram zur Last. Und so lebt mein Vater mit einem großen Geheimnis. »Zurückbringen zur Bibliothek: 2 Demenzbücher«, schreibt er in seinen Kalender. Und auf ein leeres Blatt Papier: »Buch ›Pflegebuch‹ über Demenz. Stimmt genau.«

Dieses Buch über Demenz sei ideales Informationsmaterial, meint René. Eines Mittags gibt er es Cees und mir mit den Worten: »Das müsst ihr lesen. Dann wisst ihr, was euch bevorsteht.«

»Findest du das nicht schlimm?«, frage ich ganz perplex über seine plötzliche Offenheit.

René: »Ach nein, es ist einfach Demenz. Das muss ich offensichtlich mitmachen. Ich bin Pragmatiker und habe gelernt, mit dem Strom zu schwimmen.«

Auf der ersten Seite hat René mit Bleistift notiert. »Gegen überzogene Antipolitik.« Und: »Nicht so traurig!« Man schreibe zu negativ über diese Krankheit, sagt er. »Ich betrachte es vielmehr als Herausforderung: Was passiert am Ende des Lebens mit dem Geist? Alzheimer ist ein Abenteuer. Ich lasse mich darauf ein.«

Und ob ich mal seine Ablage durchgehen könne. »Ich fürchte, dass ich hinterherhinke. Nur wenn du Zeit hast natürlich. Schau mal im Brotkasten, dort liegt das Wichtigste.«

Der Brotkasten ist voll mit Werbebroschüren aller Arten, mit alten Versicherungspapieren, Garantiescheinen aus dem Jahr 1980 und einem Personalausweis von 1970. »Genauso abgelaufen wie mein Gedächtnis«, sagt er und grinst, als ich ihm den Ausweis zeige.

René hat keinen gültigen Personalausweis. »Was ist schlimm daran?«, meint er. »A: Warum muss ich beweisen, dass ich existiere? Man sieht mich doch. B: Ich habe keine Reisepläne. C: Sollte ich doch wegmüssen, dann gibt es kein Problem. Europas Grenzen sind offen.«

Mit seiner Erlaubnis darf ich endlich die vielen Stapel ausmisten, nach Kontoauszügen, Rechnungen und Versicherungspapieren suchen, mit Inkassobüros und dem Finanzamt telefonieren.

Es sei ihm schwergefallen, die Sachen aus der Hand zu geben, aber jetzt sei er erleichtert, erzählt René eines sonnigen Tages. Wir trinken auf seinem Balkon Kaffee und schauen auf die ruhige Straße vor seiner Wohnung. »Möchtest du mein Vormund werden?«, fragt er und fügt hinzu: »Ich muss akzeptieren, dass ich immer weniger machen kann. Als mein Vormund kannst du ein Auge auf mich werfen. Ich mache immer mehr Fehler.«

Zweimal pro Woche fahren Cees und ich nach Tilburg. René ist immer freudig überrascht, wenn wir vor seiner Tür stehen. »Wart ihr zufällig in der Nähe?« Gut, dass wir da seien. Alle Geräte sind kaputt.

Sohn Camille kommt und gibt Computernachhilfe. Aber René treibt ihn zur Verzweiflung. Sogar der Ein- und Ausschalter bereitet ihm Kopfzerbrechen. »Als sabotiere Papa den Unterricht«, seufzt Camille. »Hoffentlich ist es nicht Alzheimer.«

Die Tiefkühlgerichte verderben im Kühlschrank. Dafür bekommt er einen Rüffel von seiner Haushaltshilfe Marjon. »Mensch, René, hast du wieder Essen stehen lassen? Pass doch endlich mal auf!«

»Es ist Alzheimer«, erkläre ich Marjon.

Sie zuckt mit den Schultern. »Alzheimer? Unsinn. Das ist einfach 'ne Sache des Willens.«

René schämt sich für seine Vergesslichkeit. Er flüchtet sich in Ausreden. »Wenn es heiß ist, habe ich keinen großen Hunger.« Oder: »Ich bin doch eher ein Brotmensch.« Und: »Ich habe schon im Kaufhaus gegessen. Man soll ja nicht übertreiben.«

In Wirklichkeit versteht René nicht mehr, wie die Mikrowelle funktioniert. Was noch vor kurzem mit einem Handgriff zu bedienen war, ist zum unverständlichen Brei aus Zahlen, Codes und Schaltern mutiert. Er braucht mindestens eine Viertelstunde, um Kaffee zu kochen. Die einst so selbstverständliche Abfolge von Handlungen erfordert äußerste Konzentration. Wasser in den Topf, okay. Aber wie weiter? Den Gasherd an? Mit Streichhölzern? Wo steht der lösliche Kaffee? Wie viele Löffel pro Tasse waren es auch wieder?

»Es passieren seltsame Dinge. Manchmal werde ich frühmorgens wach, nicht in meinem Bett, sondern vollständig angezogen und in der Küche. Ich schlafwandle«, teilt René eines Mittags mit. Er versucht, es wie eine Partie Schach gegen einen mysteriösen Gegner zu sehen. »Ich binde mich einfach mit Stricken ans Bett.«

An seinem Bett sind tatsächlich schwarze Stricke befestigt. Auf diese Weise will er das nächtliche Herumirren unterbinden. Aber immer wieder vergisst er seine kleinen Tricks.

Er legt mir ans Herz, ihn auf keinen Fall morgens zu besuchen. Dann müsse er sich anziehen, und das koste ihn immer mehr Zeit. Die Morgenstunden seien außerdem dafür reserviert, Einkaufslisten zu schreiben. »Wenn du also nachmittags kommst, hatte ich genügend Zeit, eventuelle Fehler zu bereinigen.« Fehler zu machen ist seine größte Angst.

Für René werden immer mehr Dinge zum Ärgernis. Wie kann er zum Beispiel einen vollen Abfallsack zur Mülltonne seiner Wohnung schaffen, die sich irgendwo im Keller befinden muss? Wir irren durch Katakomben kahler Gänge. »Es sieht so aus, als hätten sie zuerst das Haus gebaut und später entdeckt, dass sie den Keller vergessen haben«, seufzt er. »Den haben sie dann noch schnell darunter gesetzt.«

Notizzettel sollen die Rettung sein. René schreibt den ganzen Tag über. »Alle neuen Postsachen notieren«, vermerkt er im Kalender. Und: »Auch auf anderen Gebieten nach Möglichkeiten suchen – zum Beispiel Übungen gegen Vergesslichkeit.« Aber auch diese Zettel verliert er und wenn er sie doch wiederfindet, steht er vor einem Rätsel. »Arzt anrufen.« Aber welchen Arzt und wofür?

»1. Juni 2003, Zahnarzt Tilburg um 15:20 Uhr.« In Wirklichkeit ist der Termin am 1. Juli und René kommt auch noch einen Tag zu spät.

Seine Handschrift dementiert mit ihm. Sie zerfällt buchstäblich. Immer häufiger setzt er Bindestriche zwischen lange Wörter.

»Problem 1: Ausfüllen und Fertig-machen Steuer-er-klärung.«

»Mein Problem: fort-geschrittene Vergess-lichkeit.«

»Folge: Ein-gehende Post verteilt sich über die ganze Wohnung. Schließlich: Brief-sendungen gehen verloren.«

Jahrelang war René ein treuer Besucher der Tilburger Bibliothek. Er geht noch immer hin. Es ist nicht weit zu Fuß, er kennt den Weg wie seine Westentasche und die Mitarbeiterinnen helfen ihm bei allem. Aber seine Lektüreauswahl wird immer unbegreiflicher. ›Europäische Netzwerke‹, ›Mobile Telekommunikation‹, und eines Tages liegen auf seinem Schreibtisch fünf Bücher über die Kunst der Aktienanlage.

»Warum interessierst du dich dafür?«, frage ich ihn.

Er antwortet mit einer Gegenfrage: »Wie heißt dieses neue Thema? Na, du weißt schon.«

»Wirtschaftskriminalität.«

»Kannst du das in großen Buchstaben aufschreiben?«

Eine Woche später liegen Bücher über Betrug und Korruption bereit. René ist mit dem Zettel zu seiner hilfsbereiten Mitarbeiterin gegangen. Ein mündiger Bürger mit Alzheimer gibt sich nicht so leicht geschlagen.

Mit einem schlechten Gedächtnis werde das Leben zum Kampf, sagt René: »Man hat nie Ruhe. Jeden Moment kann dem Gedächtnis etwas entfallen. Abends weiß man noch, dass man Besuch hatte. Aber wer war das? Hat man etwas verabredet? Hat man Notizen gemacht? Wo liegen die dann? Man lebt in ständiger Unsicherheit.« Und Chaos. Gegen diese umgestürzte Welt ist nur ein Kraut gewachsen: Ordnung.

Was gehört wozu? Und was ist was? Gruppieren und Benennen heißt für René die neue Herausforderung. Um alles spannt er ein Haushaltsgummi – um zwei einzelne Stifte auf dem Schreibtisch, vier Löffel in der Küchenschublade; sogar um eine Rolle Klopapier findet sich ein Gummi mit dem Zettel: »Klopapier.« Mit großen Buchstaben schreibt er »Spiel« auf sein Damebrett. Und auf einen Vorrat Heftordner: »Leere weiche DIN-A4-Hefter.«

Die Gummimanie lässt sich nicht stoppen. Zusätzlich gerät er in den Bann von Ordnern. Sogar ein Werbeprospekt bekommt seine eigene Hülle. Hunderte liegen verstreut in seiner Wohnung. Er fühlt sich nicht wohl dabei. »Bei eurem nächsten Besuch ist alles aufgeräumt«, verspricht er immer wieder. Bis er eines Tages erkennen muss, dass es ihm nicht mehr gelingt. René kann einen Werbeprospekt nicht mehr von einem Notarschreiben unterscheiden. Und deswegen hebt er alles auf.

Wir denken, dass René Alzheimer hat, aber stimmt das überhaupt? Er lässt sich in der Geriatrie des Tilburger *Twee-Steden*-Krankenhauses untersuchen. Anfang Juli 2003 kommt die Diagnose: Alzheimer, tatsächlich.

Wir fahren nach Tilburg, um René zur Seite zu stehen. Aber er ist bester Laune. Oder versucht er nur, stark zu sein?

Beim Kaffee bringen wir es zur Sprache. »Wie hast du die Nachricht im Krankenhaus aufgenommen?«, nimmt Cees einen Anlauf.

»Im Krankenhaus?«

Ich verdeutliche: »Da warst du gestern wegen des Untersuchungsergebnisses.«

Überrascht: »Ich war nicht im Krankenhaus.«

»Doch.«

»Auf keinen Fall.«

»Wirklich.«

René, fassungslos: »Wie kommt ihr denn auf die Idee? Wer hat euch das eingeredet?« Er seufzt. »Manchmal denke ich, es werden falsche Gerüchte über mich verbreitet.«

Die Datei ›Krankenhausbesuch‹ wurde nicht abgelegt. Das ist das Kernproblem bei Demenz: Neue Informationen und kürzlich Geschehenes bleiben immer seltener im Gedächtnis haften. Man kann es mit einem Computer vergleichen. Der Krankenhausbesuch wird nicht auf der Festplatte gespeichert. Geht der Computer im Gehirn aus, was mit Fortschreiten der Krankheit immer häufiger geschieht, ist der Text verschwunden.

Bei Demenz wird keine Information vergessen, sie prägt sich erst gar nicht ins Langzeitgedächtnis ein. Die Information erreicht das Kurzzeitgedächtnis und bleibt einige Zeit dort. Normalerweise wird das, was einem wichtig ist, Aufmerksamkeit weckt oder Gefühle auslöst, ins Langzeitgedächtnis weitergeleitet. Erst dann kann man die Informationen zu einem späteren Zeitpunkt wieder abrufen. Demenzkranke können neue Informationen nicht mehr zum Langzeitgedächtnis weiterschleusen. Deswegen kann sich René nicht mehr an den Arzttermin erinnern. »Du warst wegen der Diagnose im Krankenhaus«, erkläre ich ihm. »Du hast die Alzheimer-Krankheit.«

»Ach, jetzt, wo du es sagst. Aber das wussten wir doch schon, oder?«

»Wir dachten es. Aber jetzt wissen wir es sicher.« Was übrigens nicht ganz stimmt. Ob jemand Alzheimer hat, ist erst nach seinem Tod festzustellen. Dann sind die für diese Erkrankung charakteristischen ›senilen Plaques‹ und ›Knäuel‹ zu sehen, Proteinablagerungen und -bündel in den Nervenzellen, die diese absterben lassen.

René: »Na, zum Glück ist es kein Gehirntumor.«

René will zurück in seine Heimatstadt Maastricht. Dort ist er geboren und als ältester Sohn einer sechsköpfigen Familie aufgewachsen. Zwei Brüder, Leon und Frans, und die Schwester Mia. Sein Vater, Pierre van Neer, war ein ambitionierter *selfmade man*. Er arbeitete sich zum Personalchef des Zementunternehmens Enci hoch. Seine Frau Marieke Stassen war eine liebevolle Mutter. »Wenn ich Maastricht loslasse«, sagt René, »lasse ich das Letzte fahren, was meiner Meinung nach gut für mich ist.«

Zurück in seine Geburtsstadt. Aber wo soll er wohnen? Der Fachbereich Geriatrie schreibt einen Brief an seinen Hausarzt, der jedoch wie immer nichts von sich hören lässt. In dem Brief wird empfohlen, René in einem Alten- und Pflegeheim mit einer speziellen Station unterzubringen.

Mit was für einer Station? »Immer mehr Alten- und Pflegeheime haben besondere Einrichtungen für Demenzkranke«, erklärt Renés Krankenhausgeriater, als ich ihn anrufe. »In Anbetracht seines Stadiums – frühes bis mittleres – wäre ein solches Alten- und Pflegeheim ideal für ihn.«

Die meisten Demenzkranken landen schließlich in einem Heim. Von sechs Krankheitsjahren wohnt man durchschnittlich die ersten vier Jahre zu Hause. Nach Schätzungen stirbt ein Fünftel der Demenzerkrankten zu Hause oder im Krankenhaus. Vier Fünftel verbringen vor ihrem Tod im Durchschnitt noch zwei Jahre in einem Heim.[2]

René kann sich allerdings noch nicht anmelden. Zuerst muss das RIO, das *Regionaal Indicatie Orgaan*[3] grünes Licht geben. Das RIO, das in den Niederlanden für die Begutachtung und

Zuteilung von Pflegeleistungen mit Vertretungen im ganzen Land zuständig ist, setzt fest, wer Anspruch auf Pflegeleistungen hat, die aus dem Topf der allgemeinen Pflegekassen stammen.

René hatte schon früher mit dem RIO zu tun. Vor einigen Jahren interessierte er sich für betreutes Wohnen in Maastricht, das ebenfalls dort beantragt werden musste. Der Antrag scheiterte an einem Stapel Formulare, mit dem sich René nicht zu helfen wusste. Nun wird er wieder mit dem RIO konfrontiert, diesmal soll entschieden werden, ob ein Alten- und Pflegeheim mit zusätzlichen Einrichtungen für Demenzkranke für René geeignet ist. Außerdem soll begutachtet werden, ob in der Zwischenzeit ambulante Pflegedienste in Anspruch genommen werden können.

Eine Mitarbeiterin des Tilburger RIO, eine freundliche Frau in gesetztem Alter, kommt zu Besuch. »Wie geht es Ihnen, Herr van Neer?«, fragt sie voller Mitgefühl.

»Ich dachte, gut.«

»Kommen Sie in Tilburg noch zurecht?«

»Tilburg? Das war ein großes Fiasko.«

»Hat es Ihnen hier nicht gefallen?«

»Ich habe hier eine beängstigende Leere erfahren und ich bewundere mich selbst, es hier so lange ausgehalten zu haben.«

Es sei ihm nicht gelungen, mit den »Krugpissern« – wie sich die Tilburger selbst nennen – warm zu werden. Angeblich nahmen die Arbeiter der Textilindustrie am Montagmorgen ihren Urin in Krügen zur Fabrik mit, um etwas hinzuzuverdienen. Der Urin soll zum Waschen und Färben von Wolle verwendet worden sein.

»Können Sie noch kochen?«, fragt die Mitarbeiterin weiter.

»Natürlich«, antwortet René, »Fertiggerichte aus dem Supermarkt, die schmecken ganz gut.«

»Und können Sie das Essen noch aufwärmen?«

»Ich denke schon.« »René, sei ehrlich«, sagt seine Haushaltshilfe Marjon. Sie wollte bei diesem Gespräch unbedingt dabei sein. »Deine Tiefkühlgerichte werden im Kühlschrank schimmlig. Das weißt du so gut wie ich.«

Die Mitarbeiterin: »Wir könnten einen ambulanten Pflegedienst einrichten. Dann bekommen Sie auch die Mahlzeiten nach Hause.«

Marjon: »Das ist nicht nötig. Ich bringe ihm manchmal warmes Essen mit.« Möchte sie ihren Nebenjob nicht verlieren?

Neuer Versuch: »Und selbst duschen? Geht das noch?«

»Warum sollte ich das nicht mehr können?«

»Sie sind doch ein bisschen vergesslich, oder?«

»Meinen Sie, dass ich vergesse zu duschen?«

Sie schweigt.

»Stinke ich etwa?«

»Natürlich nicht, Herr van Neer. Aber vielleicht vergessen Sie es manchmal.«

Er schaut sie mit wachsendem Erstaunen an. Eine vollkommen fremde Person erzählt ihm, er könne nicht mehr richtig für sich sorgen … Was geht in dieser Frau vor? »Schauen Sie sich ruhig im Badezimmer um«, sagt er mit äußerster Selbstbeherrschung. »Sie werden sehen, dass dort noch nach Herzenslust geplanscht wird.«

»Aber Sie haben doch Probleme?«, meint sie ratlos.

René: »Sollen wir mal über Ihre Probleme reden?«

Als allein lebender Demenzkranker ist in Renés Fall Dringlichkeit geboten. Wie aber sieht die Praxis aus? Die Mitarbeiterin vom RIO ist wieder abgezogen, ein ambulanter Pflegedienst kann nicht organisiert werden.

Geht es mit der Bescheinigung vorwärts, die man für die Heimaufnahme braucht? »Es tut uns leid, aber der Fall Ihres Vaters wurde in der Sitzung nicht besprochen. Ganz vergessen«, sagt eine Mitarbeiterin des RIO, als ich nachhake.

Vaters Fall liegt auf dem Aktenstapel.

Als ich ihn eines Mittags besuche, rieche ich Gas. Einer der Gasbrenner ist aufgedreht, die Flammen züngeln und das Gas strömt aus. Ich komme gerade noch rechtzeitig.

Einige Tage später riecht es in der Wohnung verbrannt. René hatte sich gerade einen Schinken-Käse-Toast zubereitet, als das Telefon läutete. »Der Toast ist mir durch das Gedächtnis gerutscht«, entschuldigt er sich. »Ich mache in letzter Zeit so viele Fehler, dass ich Angst habe, man findet mich schrullig.«

Wann kann sich René in einem Heim anmelden?

Mitte August – sechs Wochen nach der Diagnose – kommt die erlösende Entscheidung. Das RIO stimmt der Fachgruppe Geriatrie zu: ein Alten- und Pflegeheim mit zusätzlichen Einrichtungen für Demenzkranke.

Ich telefoniere die Heime in Maastricht ab, doch ich stoße auf Wartelistenpolitik, Aufnahmestopps und Urlaubszeit.

Was jetzt?

In der Zwischenzeit kann René eine Tagesstätte besuchen, in der er den Tag verbringt, aber weiterhin zu Hause wohnt. In Tagesstätten werden Demenzkranke aktiviert, abgelenkt und sie kommen aus ihrer Isolierung. Sie werden abgeholt und wieder nach Hause gebracht und können dort auch eine Mahlzeit erhalten. Der Geriater empfiehlt das Pflegeheim St. Elisabeth in Goirle, das auch einen Tagesstättenbereich hat. »Dort gibt es eine eigene Gruppe für Akademiker. Da passt Ihr Vater gut hinein.«

Ich rufe das Pflegeheim an. Die Akademikergruppe wurde abgeschafft. »Alle sind jetzt wieder in einer Gruppe.« Und René kann nicht sofort aufgenommen werden. Es gibt eine Warteliste. Und man braucht eine Bescheinigung vom RIO.

Ich rufe also wieder die Dame vom RIO an. Eine Tagesstätte hält sie für eine ausgezeichnete Idee. »Da kann er sich schon einmal an das Heimleben gewöhnen.«

Aber die Aufnahme in die Tagesstätte scheitert an der Bürokratie. Eine Mitarbeiterin des RIO: »Für Ihren Vater läuft ein

Antrag auf Heimunterbringung in Maastricht. Deshalb muss der Antrag auf die Aufnahme in eine Tagesstätte nun von dort ausgehen. Es ist kompliziert, es gibt wieder neue Bestimmungen.« Sie legt mir nahe, das Ganze sein zu lassen. »Das wird so umständlich und dauert so lange, dass ihr Vater wahrscheinlich schon weg ist, ehe er in die Tagesstätte aufgenommen wird.«

Es geht René nicht gut. »Mein größtes Problem: Was soll ich den ganzen Tag über machen?« Seine Arbeit war sein einziges Hobby. Aber Lesen und Schreiben werden immer schwieriger für ihn. »Ich würde am liebsten den ganzen Tag schlafen.«

Haushaltshilfe Marjon bringt dreimal in der Woche Essen. An den anderen Tagen ist es fraglich, was er zu sich nimmt. Das RIO empfiehlt den Essensexpress, der Mahlzeiten nach Hause bringt. »Stimmt, aber der Kunde muss das Essen selbst aufwärmen«, meint ein Mitarbeiter des Mahlzeitenservice. Wenn der Kunde das nicht kann, hat es keinen Zweck.

Meine offensichtlich ergebnislosen Telefonate wecken Renés Argwohn. So kommen wir nicht weiter. »Ich kümmere mich selbst darum«, sagt er selbstsicher.

Kurz darauf ruft mich eine Mitarbeiterin der ehrenamtlichen Organisation Contour an, die sich um ältere Menschen kümmert. »Ihr Vater ist zu uns gekommen und hat um Hilfe gebeten.«

Seine Eigeninitiative trägt ihm einen ehrenamtlichen Betreuer ein, einen gewissen Fritz. Einmal alle vierzehn Tage kommt Fritz zu Besuch. Er beschreibt seinen ›Klienten‹ als sanftmütigen, gebildeten Mann. »Aber wissen Sie, was so schade ist? Immer wenn ich vor der Tür stehe, erkennt mich Ihr Vater nicht. So ein hilfsbedürftiger Mann ganz alleine zu Hause. Ziemlich gefährlich ist das.«

Fritz hofft, dass es mit dem Heim bald klappt. Aber gerade das ist in den Niederlanden das Problem. Es mangelt an Qualität und Organisation der Betreuung und Pflege Demenzerkrankter. Dem Gesundheitsrat zufolge fehlt es an Einbindung und Koordination unterschiedlicher Pflegeangebote, die Notaufnahme ist unzureichend organisiert, es gibt keine einheitliche Schulung der Pflegekräfte und die Abteilungen des RIO neigen dazu, Aufnahmebescheinigungen nach Verfügbarkeit auszustellen. Die Organisationen arbeiten kaum zusammen und tauschen ihr Wissen und ihre Erfahrungen nicht aus.[4]

Die Alten- und Pflegeheime, die ich anrufe, beschreiben in leuchtenden Farben ein wahres Demenzparadies: Die Erkrankten kommen in fachkundige Hände, für Zeitvertreib ist ständig gesorgt, sie werden von morgens bis abends mit Aktivitäten wie Gedächtnistraining, Spielen, Singen oder Gymnastik unterhalten.

Unter den Maastrichter Alten- und Pflegeheimen mit speziellen Einrichtungen für Demenzkranke erscheint mir Koepelhof besonders geeignet. Das Heim gehört zur Dachorganisation Vivre mit sieben Altenpflegewohnkomplexen und zwei Pflegeheimen, die meisten davon in Maastricht. Koepelhof ist ein mit wenig Fantasie entworfenes, fünf Stockwerke hohes Gebäude, direkt neben der Maastrichter Koepelkirche mit ihrer charakteristischen grünen Kuppel. Die Zimmer sind für ein Alten- und Pflegeheim allerdings recht groß: 3,75 auf 4,55 Meter. Und auch die Perspektive für die Zukunft ist günstig: Wenn es René schlechter geht, kann er in den fünften Stock verlegt werden, die Station für Patienten mit schwerer Demenz. Das jedenfalls wird uns während der Führung versprochen.

René braucht Koepelhof also nie wieder zu verlassen. Im September 2003 kommt er auf die Warteliste.

Mitte Oktober wird ein Zimmer frei. Als René die Nachricht hört, kann er seine Ungeduld kaum bezwingen. »Froh, dass ich hier weg kann. Worauf warten wir noch. Los geht's!«

»Möchtest du dir denn das Zimmer nicht erst selbst anschauen?«

Nicht nötig. »Wenn es dir gefällt, ist es okay.«

Trotzdem finde ich, René sollte das Zimmer zuerst mit eigenen Augen sehen. Eines Morgens sind wir auf dem Weg zu ihm, um ihn abzuholen. Kurz vor Tilburg klingelt mein Handy. René ist dran, völlig aufgelöst: »Meine Wohnung ist überflutet!«

Ich rufe sofort den Hausmeister an. Der schaut nach und ruft verärgert zurück: »Ihr Vater hatte den Wasserhahn nicht zugedreht. Die Brause hing über der Badewanne. Sein Badezimmer stand unter Wasser, ich musste alles aufwischen.«

Um ihm die Peinlichkeit zu ersparen, dass er die Brause über die Badewanne hatte hängen lassen, erzählen wir René, es habe einen Wasserrohrbruch gegeben. Doch es kommt anders, als wir hofften. »Ein Schaden in der Wohnung? Warum sagte mir das keiner?« Es ist der zigste Beweis dafür, dass man ihm etwas verschweigt. Murrend steigt er ins Auto. »Während ich einen Wasserrohrbruch habe und meine Wohnung zum Schwimmbad wird, unternehmen wir eine Vergnügungsfahrt.«

Zimmer 311 im dritten Stock des Koepelhof gefällt ihm. »Aber ist es für euch zwei nicht etwas eng?«

»Papa, *du* wirst hier wohnen.«

»Ach ja, stimmt, ich ziehe um!«

Am nächsten Tag ist die Datei ›Besuch Koepelhof‹ gelöscht.

Ende Oktober 2003. René betrachtet unruhig den wachsenden Stapel, der sich in seiner Abstellkammer türmt. Kniend zwischen Tausenden von Aktenordnern und Papier werfe ich Mappe für Mappe auf einen Stapel. Es sieht aus wie auf einem Schlachtfeld.

»Warum wirfst du so viel weg?«, fragt er.

»Weil du in ein Heim umziehst. Dort hast du nur ein einziges Zimmer.«

»Konnte ich denn nichts Größeres mieten?«

»Leider nicht«, antworte ich. »Wenn man älter wird, muss man zurückstecken. Man hat keinen wirtschaftlichen Nutzen mehr. Dann wird man nicht mehr so umhegt.«

Die Papierflut nimmt kein Ende. Warum hat René sogar seine Unterlagen aus dem Jahr 1960 aufgehoben? »Für das Finanzamt. Das prüft nach, ob man all die Jahre alles ordentlich gemacht hat.«

Er schlendert vom Wohnzimmer ins Schlafzimmer, zum Chaos in der Abstellkammer und wieder zurück. Offensichtlich wird seine Wohnung in rasend schnellem Tempo aufgelöst. »Warum gehe ich noch einmal weg?«

»Weil du Alzheimer hast. Deshalb musst du versorgt werden.«

»Habe ich Alzheimer? Ganz vergessen.« Er zuckt die Achseln. »Alle Alten kriegen schließlich was. Ich habe Alzheimer. Sei's drum.«

Es läutet an der Haustür. Marjon, die mit einem Topf Linsensuppe vorbeischaut. Im Zickzack bahnt sie sich einen Weg um Abfallsäcke und Kisten.

»René, du kannst es dir immer noch anders überlegen«, sagt sie, während sie ihre Jacke auszieht. »Such dir ein Heim in Tilburg. Ich bin die Einzige, die du noch hast.« Putzjob, Telefon und Weinkeller ade.

»Und übrigens, du musst mir noch meine Wohnungsschlüssel zurückgeben.« Die Ersatzschlüssel für ihre Wohnung, die bei René sind.

René: »Darauf falle ich nicht herein.« Er lässt sich auf das Sofa vor dem kleinen Fernseher plumpsen und dreht ihr den Rücken zu. »Du kannst quengeln, solange du willst, du kriegst meine – Strich – Schlüssel – Strich – nicht – Strich zurück.«

»Es sind nicht deine, es sind meine Schlüssel«, sagt Marjon verärgert.

»Ja, ja.«

»Das ist ein deutliches Zeichen, dass er in Tilburg bleiben will. Meine Schlüssel sind sein letzter Halt«, wendet sich Marjon wieder an mich. Sie schielt auf die Lebensmittel im Küchenregal. »Kann ich von denen noch was haben?«

René ist erleichtert, als sie geht. »Ich finde schon wieder eine neue Marjon«, meint er fröhlich.

Am darauf folgenden Morgen steht ein Kleintransporter vor der Tür. Cees und der Möbelpacker machen sich ans Einladen, René und ich setzen uns in ein Café.

Er ist in Philosophierlaune. »Viele Menschen sind engstirnig und weißt du, woher das kommt? Weil sie es zu nichts gebracht haben und Spaß daran haben, die Leistung der anderen niederzumachen.« Minutenlang rührt er in seinem Kaffee, nimmt einen Schluck und stellt die Tasse neben der Untertasse ab. Dann wühlt er in seinen Hosentaschen. Zeit für die Inspektion.

Ein kleiner Zettel weckt mein Interesse: seine Geheimzahl in großen Buchstaben. Ich fische ihn heraus. »Deine Geheimzahl! Zusammen mit deiner EC-Karte!«

»Musst du gleich so ein Gezeter machen?« Er schüttelt den Kopf.

»Ich habe dich vor einer Katastrophe bewahrt.«

»Komm, übertreib nicht. Als würde hier täglich jemand ausgeraubt. Wir sind nicht in Amsterdam, sondern in Tilburg. Bringst du mich jetzt zum Bahnhof?«

»Papa, du ziehst um.«

Als am Ortsausgang das durchgestrichene Schild ›Tilburg‹ erscheint, ruft er aufgeregt: »Hierher komme ich nie wieder zurück.«

## 3

# Hotel Alzheimer

In der Eingangshalle vom Alten- und Pflegeheim Koepelhof läuft René begeistert hin und her. »Diesen Ort verlasse ich nur noch im Sarg!«, meint er aufgeregt.

»Alles, was Sie noch können, machen Sie natürlich selbst. Aber wenn Sie etwas nicht mehr schaffen, dann übernehmen wir das gern«, erklärt man ihm beim ›Aufnahmegespräch‹.

René ist völlig erschöpft von der Fahrt. Dennoch hört er höflich zu. Wer sind diese Frauen, die so viel von ihm wissen wollen? »Herr van Neer, wie viele Kinder haben Sie?«

Er schaut mich fragend an. »Wie viele auch wieder?«

»Papa? Zwei.«

»Zwei«, antwortet er.

»Zwei? Wie schön. Und wie heißen Sie?«

»Frans und …«

»Frans ist dein Bruder«, korrigiere ich ihn schnell.

Sein anderer Bruder Leon nimmt ihn mit in die Stadt, damit Cees und ich einräumen können. Einige Stunden später kommen sie zurück. René läuft im Zickzack um die Kisten in seiner neuen Wohnung, Zimmer 311.

»Gefällt es dir?« Ich versuche, heiter zu klingen.

»Wunderbar.« René schaut sich überrascht um. Wo ist er? Unbehaglich setzt er sich auf das Tilburger Sofa, das dem Sperrmüll entkommen konnte. »Gehen wir?« Er knöpft seine Jacke schon zu.

»Papa, du bleibst hier.«

»Was? Wir hatten doch ausgemacht, dass ich zu Hause schlafe?«

»Das ist dein neues Zuhause.«

»Aber nein, ich wohne in Tilburg.«

René denkt fieberhaft nach. Was hat er übersehen? Machten sie nicht einen Tagesausflug nach Maastricht? Warum sind alle gegen ihn? Sogar sein Bruder behauptet, er wohne in einem ihm vollkommen fremden Zimmer.

»Ich will nicht in ein Hotel«, protestiert René. Er postiert sich an der Zimmertür und zerrt an der Türklinke. »Wie funktioniert dieses Schloss? Wo sind die Schlüssel?« Fassungslos schaut er uns an.

So kann ich meinen Vater nicht alleinlassen. Ich mache mich auf die Suche nach einer Betreuerin. In dem gläsernen Beobachtungsposten gegenüber dem Aufzug sitzt eine junge Frau und schreibt, offensichtlich in einer Pflegeakte. Sie erschrickt, als ich eintrete: »Mein Vater ist ziemlich durcheinander. Können Sie ein Auge auf ihn haben?«

»Natürlich. Machen Sie sich keine Sorgen.«

»Herr van Neer ist sehr freundlich, aber vergesslich.« So lautet der erste Satz in Renés ›Pflegeakte‹. Am nächsten Tag wird deutlich, wie vergesslich er wirklich ist. Um drei Uhr nachts taucht er in voller Montur und mit seiner Tilburger Einkaufstasche an der Rezeption auf.

»Wo wollen Sie denn hin?« Die Betreuerin, die ihn entdeckt, erschrickt zu Tode.

»Zum Supermarkt.«

»Es ist mitten in der Nacht. Sie müssen zurück in ihr Zimmer und schlafen.«

»Entschuldigung, falsch eingeschätzt.«

René könnte sich in den Hintern beißen. Wie hatte er sich so irren können?

Braucht der neue Bewohner Hilfe beim Waschen?

Aber nein, »bin nicht behindert«, zitiert ihn eine Pflegerin. Und weiter: »Einen Versuch unternommen, dem Herrn den

Bart zu stutzen. War nicht möglich. Er weigerte sich. Zu viel des Guten, meinte er.«

Einige Tage später besuche ich René in seiner neuen Bleibe. Er hat zwei Brillen auf der Nase und zwei Gürtel in der Hose. Er fragt mir Löcher in den Bauch. »Was ist mit meiner Wohnung in Tilburg passiert? Ist sie abgebrannt oder wegen Mietrückstands geräumt? Wo ist meine Mikrowelle? Meine Hammondorgel? Ich habe nicht mal Brot im Haus. Wo ist das Kaufhaus HEMA? Wie komme ich so schnell wie möglich wieder nach Hause?

»Papa, du wohnst hier.«

»Ich kann nur hoffen, dass das ein Witz ist. Leih mir dann eben etwas Geld für eine Zugkarte.«

»Du bist vor kurzem von Tilburg nach Maastricht umgezogen. Du bist in einem Alten- und Pflegeheim, es heißt Koepelhof«, erkläre ich ihm.

»Koekenhol?«

»Koepelhof.«

René schaut sich um: »Du kannst behaupten, was du willst, aber hier wohne ich nicht.«

»Doch, das ist dein Zimmer.«

»Und woran soll das zu sehen sein?«

»An deinen Büchern. An dem Sofa, auf dem du sitzt. Das stand doch auch in Tilburg, oder?«

»Wie komme ich an Tiefkühlgerichte?«

»Du bekommst dreimal täglich eine Mahlzeit.«

»Dreimal täglich?« René seufzt. »Das hat man dir weisgemacht. Ich habe noch keine Mahlzeit zu Gesicht bekommen.« Die Datei ›Mahlzeit‹ wird auf Renés Festplatte nicht mehr gespeichert.

»Was soll ich machen? Was soll ich machen?« Auf wen kann er sich noch verlassen? Man versucht ihm einzureden, er wohne in einem ›Seniorenheim‹. Und Haushaltshilfe Marjon lässt nichts mehr von sich hören. Für René kann es nur eine Schlussfolgerung geben: Er ist obdachlos und wohnt in einem Hotel. Für den sparsamen Mann eine irrsinnige Geldverschwendung.

Wenn ihm das Chaos zu viel wird, drückt er die mit einem roten Stift markierte ›Nottaste‹ seines Telefons: Dann wird automatisch die Nummer meines Handys gewählt. Es gibt Tage, an denen die Nottaste gute Dienste tut. Er ruft mich morgens an: »Ich bereite mich auf meine Abreise vor. Kommst du her und hilfst mir?« Mittags: »Kannst du mir erklären, wo ich bin und was passieren wird?«

Und gegen Abend: »Nichts mehr im Haus. Gibt es in der Nähe einen Supermarkt?«

»Wie lautet die Geheimzahl meiner EC-Karte?«

»Wo ist das Hotelpersonal?«

»Wo ist der Bahnhof?«

René irrt durch einen Flur ohne Ausgang und durch einen Saal, den man hier ›Wohnzimmer‹ nennt. Er sucht den Ausgang, denn er möchte nach Hause. Manchmal hält er vor einer Tür und klopft an. Der Neue erfährt, dass Eigeninitiative nicht geschätzt wird. »Herr van Neer, Sie können nicht einfach in die Zimmer anderer Bewohner spazieren.«

Er wendet sich an eine Pflegekraft. »Schönen guten Tag, junge Frau, können Sie mir vielleicht sagen, wo ich die Verwaltung dieses Hotels finde?« Die junge Frau, die ihm über den Weg läuft, trägt ein schickes weißes Kostüm und sieht pfiffig aus. Sie kann ihm bestimmt helfen.

»Aber Herr von Neer, warum wollen Sie das wissen?«

»Ich möchte einfach wissen, wie es finanziell um mich steht. Es ist nicht mein Stil, Schulden zu machen.«

»Alles wird für Sie geregelt. Setzen Sie sich einfach hin.«

»Können Sie mir sagen, ob ein Euro ein Cent 49 oder ein Cent 50 ist«, fragt er weiter.

»Mit solchen Sachen brauchen Sie sich nicht zu beschäftigen, das regelt die Heimverwaltung.«

Die Heimverwaltung? René wird hellhörig. Ist er also doch in einem Obdachlosenheim, wie er schon befürchtete? Was hält man vor ihm geheim? Warum lässt man ihn nicht zur Verwaltung?

An einem anderen Tag hat er mehr Erfolg. Eine der ›Aktivitätenbegleiterinnen‹ – Pflegekräfte, die sich darum kümmern, dass die Bewohner beschäftigt sind – nimmt seine Bitte ernst. Man lässt ihn ins Büro der Verwaltung vor. »Können Sie mir sagen, was ich schon ausgegeben habe? Ich verprasse hier mein Geld und da möchte ich gern wissen, was mich das kostet.« Doch auch dort: keine Reaktion.

Schnell zeigt sich, dass seine Nachforschungen nicht unbemerkt blieben: »Dem Bewohner bitte keine Telefonnummern, Adressen usw. geben. Er war bei der Verwaltung, um sich zu informieren.«

Die Mahlzeiten sind anfangs eine wahre Heimsuchung. »Der Bewohner sitzt nicht gern mit Herrn C. am Tisch. Herr C. schimpft grundlos auf den Bewohner ein.« Zum Glück bekommt er einen anderen Platz.

»Ich muss versuchen, mich in einem Klima des Widerstands und der Schikanen zu behaupten«, meint René. »Sogar meine Möbel wurden mir genommen.« Seine Sachen sind verschwunden? Das ist meine Schuld.

Ursprünglich wollte ich seine Tilburger Wohnung möglichst getreu nachahmen. Die heruntergekommenen Möbel stießen jedoch im schicken Maastricht auf wenig Gegenliebe und so mussten sie durch neue ersetzt werden – bis auf sein kleines Tilburger Sofa. Jetzt steht in seinem Zimmer ein ordentlicher blauer Sessel. Vor dem rechten Fenster prunkt ein neuer Schreibtisch – auch blau, ebenso wie die neuen Schränke. René ist ratlos. »Habe ich mir denn jemals etwas Neues gekauft? Jetzt fliegt das Geld nur so zum Fenster raus und man zeigt mir nicht einmal die Rechnungen.«

Und da kommt sein Schwiegersohn schon wieder mit einer Kiste herein. Ein neuer Fernseher. »Noch mehr Luxus.« Und als ein neues Hemd auf seinem Bett liegt, murrt er: »Wie viel das wieder gekostet haben wird!«

Sogar seine Kleidung ist an diesem düsteren Ort nicht sicher. Das stellt René fest, als er die Zimmertür öffnet und einen runden, weißen Gegenstand erblickt. Neugierig kniet er nieder und befühlt ihn. Ein großer, weißer Stoffsack. Er schleppt das Ding in sein Zimmer.

Der Sack ist mit einer Schnur zugezurrt. René beugt sich darüber und knotet ihn auf. Und siehe da: Seine Kleider! Jemand wollte sich mit seinen Kleidern aus dem Staub machen! Da siehst du nun, dass man hier ständig auf der Hut sein muss.

»Herr van Neer hat den Wäschesack, der vor der Tür stand, wieder ins Zimmer geholt«, wird in seiner Akte vermerkt. Kurz darauf hat der Herr sogar die »Wäschesäcke von Herrn C. und sich selbst in sein Zimmer gestellt.« Er konnte nicht nur seine eigene Kleidung retten, sondern auch die seines Nachbarn.

Auch wenn René Besorgungen machen will, stößt er auf Widerstand. Dann bekommt er zu hören, dass er nicht allein nach draußen darf. »Sie werden sich verirren.«

Was erlauben die sich! Er hat vor 10 Uhr Hunger, aber der Kühlschrank seines Hotelzimmers ist leer. Dieser Kühlschrank ist nur zur Zierde, sagt der ›HVP‹, der hauptverantwortliche Pfleger, der Renés Betreuung koordiniert. »Legen Sie doch etwas hinein«, bitte ich ihn nachdrücklich. »Die schleifen doch das Essen überall hin und wir finden das Brot dann im Kleiderschrank.«

Mia van Roosmalen, die Leiterin des Alten- und Pflegeheims, erklärt, es handle sich hier um eine juristische Frage: »Wenn das Essen in seinem Kühlschrank verdirbt und Ihr Vater sich eine Lebensmittelvergiftung zuzieht, sind wir mitverantwortlich.«

Herr van Neer »war schon bei der Rezeption. Wollte unbedingt im Kaufhaus HEMA einen Topf kaufen.« Die Pflegerin, die ihn an diesem Tag zurückhalten möchte, bekommt zu hören: »Lassen Sie mich gehen. Sie verstoßen gegen das Gesetz. Das ist widerrechtliche Freiheitsberaubung.« Mit dieser juristischen Untermauerung strebt René ins Freie.

Seine Betreuer folgen ihm nicht. Warum nicht? »Dazu haben wir keine Zeit.« Läuft der Bewohner ›weg‹, werden Familie und Polizei informiert. Eine ehrenamtliche Betreuerin macht sich trotzdem auf die Suche. Sie findet ihn hinter den Bahngleisen. »Herr van Neer, kommen Sie doch bitte mit mir zurück.«

»Unmöglich. Ich habe kein Brot mehr im Haus.«

»Na, dann begleite ich Sie eben.«

Mit seiner Ehrenamtlichen am Arm kehrt René wieder zurück – und mit dem Brot, das er wie eine Trophäe in seiner Tasche trägt. »Machen Sie das bitte nie wieder«, seufzt sein HVP. Aber René lacht ihn aus und meint: »Das kann ich nicht garantieren.«

Kurz darauf habe ich die Stationsleiterin an der Strippe: »Können Sie bitte kurz mit Ihrem Vater sprechen? Er ist hier an der Rezeption und will wieder einkaufen gehen.«

»Hallo Papa, wie geht es dir?«

»Nicht so besonders. Ich bin hier unter Kriminellen und Kleinkriminellen.«

»Kriminellen?«

»Richtig. Ich bekomme nichts zu essen und darf trotzdem nicht einkaufen.«

»Die Leute in Uniform sind keine Verbrecher, sondern Pfleger«, erkläre ich ihm.

»Wo bin ich dann?«

»In einem Alten- und Pflegeheim.«

»Aber von Pflege merke ich hier nichts.«

Ich kann René überreden, wieder auf seine Station zurückzugehen. Dort beschwert er sich bei einer Betreuerin. »Dass man ihn nicht beachtet, dass er manchmal tagelang nichts zu essen bekommt«, notiert sie. »Es macht keinen Sinn, mit van

Neer zu sprechen. Glaubt nur sich selbst.« Versteht sie denn ihren Bewohner? Sein Gedächtnisspeicher funktioniert nicht. Sollte sie ihm nicht besser in seine Erlebniswelt folgen und ihn beruhigen, sie werde sich um die Mahlzeiten kümmern?

Der Kühlschrank muss gefüllt werden! Cees schleppt die prallen Einkaufstaschen in den dritten Stock. Brot, Käse, Marmelade, Obst, Kekse, Saft, Nachtisch, Fertigsalate, Eis. Der Kühlschrank quillt über.

Am nächsten Morgen weigert sich René, zum Frühstück in den Saal, das ›Wohnzimmer‹, zu gehen. Ist doch klar, notiert sein hauptverantwortlicher Pfleger. Der Herr »hatte in seinem Zimmer eigenes Brot, wahrscheinlich hat es die Tochter gekauft. Wenn sie am Dienstag kommt, werde ich sie darauf ansprechen!«

Dass der neue Bewohner nicht mit den anderen frühstücken möchte, hat andere Gründe. »Im Saal ist es viel zu voll«, meint René. Dort sind achtzehn Mitbewohner: zu viele für einen Demenzkranken, dem es schwer fällt, alle Eindrücke zu verarbeiten.

Kaum bin ich aus dem Aufzug, spricht mich schon der HVP an. »Haben Sie etwa den Kühlschrank Ihres Vaters gefüllt? Ja? Ich habe Ihnen doch gesagt, dass die das Essen verstecken.«

Ich gebe nicht nach. Der Kühlschrank bleibt voll. »Wenn mein Vater sieht, dass er Essen im Haus hat, braucht er nicht mehr einkaufen zu gehen. Außerdem: Ein Umzug ist für einen Demenzkranken eine regelrechte Katastrophe. Er verliert seinen letzten Halt. Geben Sie ihm etwas Zeit. In ein paar Wochen fühlt er sich vielleicht wieder etwas wohler.«

Er notiert: »Tochter versteht das Krankheitsbild nicht. Tochter denkt, dass Verwirrung in drei Wochen vorüber ist.«

Wie weit ist seine Demenz eigentlich fortgeschritten? Das Heim versucht es mit einem Test, dem international gebräuchlichen SMMSE (*Standardized Mini Mental State Examination*), und möchte so den Grad seiner Desorientierung messen.

Früher hat René selbst Tests durchgeführt. Er testete Kinder mit Lernproblemen und gelangte dabei mehr und mehr zu der Überzeugung, dass das Problem nicht beim Kind, sondern beim Lehrer liegt. Diesem gelingt es nicht, das Kind zu motivieren, er schwört auf seinen Unterricht und tritt neue, nachweislich effektive Lehrmethoden mit Füßen.

René hat also – kurz gesagt – die nötigen Vorbehalte gegen Tests. Bei ihm sind sie damit an der falschen Adresse. Die Heimärztin wagt dennoch einen Versuch: »Wo sind Sie?«, fragt sie ihn.

»Was ist denn das für eine Frage?«

»Welche Jahreszeit haben wir?«

Demonstrativ verschränkt er die Arme vor der Brust. »Das ist die reine Schikane. Warum stellen Sie keine Fragen zu meinem Fachgebiet?« Tests hält er für nicht vertretbar – und verweigert die Mitarbeit. Zwölf Fragen, zwölfmal nichts.

Es gibt so viele Ärgernisse. Wenn er zur Toilette muss zum Beispiel. Wo ist sie? Dass es in seinem eigenen Badezimmer eine Toilette gibt, gehört zu den Informationen, die nicht mehr hängen bleiben. Deshalb geht er auf den Flur und klopft mit zusammengepressten Beinen an irgendeine Tür.

Eine Pflegerin tippt ihm auf die Schulter: »Suchen Sie etwas? Müssen Sie etwa mal?«

Gerettet!

»Aber Herr van Neer, Sie haben doch eine Toilette in Ihrem Zimmer.«

Er, der er einst zwei Abschlüsse cum laude machte, fühlt sich immer mehr als »seniler, alter Kerl«. Er kann sich nicht einmal richtig benehmen. In seiner Pflegeakte finden sich zahlreiche Bemerkungen über sein »unangepasstes« Verhalten. »Van Neer will bei der Frau aus 305 schlafen.«

»Die Frau aus 305 ist eine wahre Schönheit«, meint René. Doch er hat auch so seine Bedenken: »Ältere Frauen können sehr launisch sein. Sie haben in ihrem Leben einiges mitgemacht. Unterdrückung durch Männer, schwierige Kinder, Krieg.«

Aber wie gern hätte er eine Partnerin! In seinem Zimmer liegen Zettel mit »Ehe-bund« herum. »Wir alle müssten einen Partner haben. Zu zweit haben wir größere Überlebenschancen. Allein schon aus praktischen Erwägungen«, meint er weiter: »Einkaufen, Kaffee machen, kochen.«

Einen Monat später stattet er der Frau aus 305 erneut einen Besuch ab. Sie setzt ihn eigenhändig vor die Tür.

»Herr van Neer ließ sich heute Morgen nicht versorgen, auch nicht von Kollegen, war überzeugt, alles selbst zu können.« René: »Mein Leben lang habe ich mich selbst angezogen. Warum mischen sich andere ein? Bin ich denn schwachsinnig?«

»Entschuldigung, aber Ihr Vater sieht manchmal schrecklich aus«, meint sein HVP. »Er wehrt sich, wenn ich ihn waschen oder anziehen möchte. Manchmal trägt er an einem Fuß einen Hausschuh, am anderen einen Straßenschuh. Mir ist es ja egal, aber die Bewohner stören sich daran.«

Warum lässt sich René beim Waschen und Ankleiden nicht helfen? »Ihr Vater lässt sich durchaus versorgen«, vertraut mir eine Pflegerin an.

»Wie bitte?«

»Es kommt ganz darauf an, wer ihn pflegt. Nicht alle wissen, wie man mit Demenzpatienten umgehen muss. Wenn Marjolein zum Beispiel Dienst hat, ist das Anziehen überhaupt kein Problem.«

»Van Neer ließ sich heute Morgen gut versorgen. Wenn man ihm alles erklärt, zeigt er Verständnis«, hält sie ihren Kollegen in der Pflegeakte vor. Was ist ihr Geheimrezept? Marjolein: »Der Ansatz. Man muss für eine Atmosphäre der Ruhe und Sicherheit sorgen. Aber ich habe auch an einem speziellen Kurs für Demenz teilgenommen und viele meiner Kollegen nicht.« Das gibt zu denken. Immerhin sind René und seine Mitbewohner auf einer Station, die auf Demenzpatienten spezialisiert ist.

Woher kommen diese besonderen Stationen in Alten- und Pflegeheimen? Mia van Roosmalen: »Früher ging man mit 65 ins Altersheim, wie es früher hieß. Dann war man gut versorgt. Aber Anfang der 90er-Jahre hat man festgestellt, dass solche Einrichtungen sehr teuer sind. Von da an wurden die Aufnahmekriterien verschärft. Nur noch hilfsbedürftige Ältere hatten das Recht auf einen Platz.«

Die Folge: Die Altenheime wurden mit immer mehr mit an Demenz erkrankten alten Menschen konfrontiert, die mehr Pflege brauchten, als man bieten konnte. Van Roosmalen: »Das Alten- und Pflegeheimsystem der Niederlande hat feste Richtlinien. Die Versicherung bezahlt einen bestimmten Satz pro Monat und fordert dafür mindestens eine Stunde personengebundene Pflegeleistung pro Tag und Person. Was umfasst diese Stunde? Ausschließlich die Minuten, in denen man sich um den Pflegebedürftigen kümmert. Hilfe beim Schlafengehen, Aufstehen, Waschen, Anziehen, Trinken und Essen; Begleitung beim Toilettengang, Fragen beantworten, Aktivitäten organisieren, das Zimmer aufräumen, Medizin verteilen.« Diese eine Stunde genügt nicht, will man Demenzerkrankte gut versorgen. »Es wurde also schnell klar, dass Demenzpatienten in solchen Heimen nicht hinreichend gepflegt werden konnten und sie in reine Pflegeheime oder Pflegekliniken verlegt werden mussten«, berichtet die Leiterin weiter. »Aber diese waren überfüllt und hatten lange Wartelisten.«

Um das Problem zu lösen, wurden die Altenheime sozusagen aufgestockt: Zwei Prozent aus dem Topf der Pflegekassen wurden in den Altenheimsektor überführt. »Hierdurch konnte in Alten- und Pflegeheimen zusätzliche Pflege finanziert werden«, sagt van Roosmalen. »Konkret: eine Stunde extra täglich. So können wir die Mehrzahl unserer Bewohner davor bewahren, dass sie in einer Klinik landen – oder wir können es zumindest hinauszögern. Zurzeit erhält jedes Heim in den Niederlanden diese zusätzlichen Gelder. Die reinen Pflegekliniken sind für die ganz schweren Fälle, in Alten- und Pflegeheimen können leicht Demenzkranke und solche ohne Verhaltensstörungen wohnen.«

René hat also Anrecht auf 2 Stunden Betreuung und Pflege pro 24 Stunden. Van Roosmalen: »Von den Extrageldern werden die Gruppenaktivitäten finanziert, mindestens 40 Stunden pro Woche. Und die zusätzlichen Untersuchungen durch einen Hausarzt. Damit sind alle Gelder verbraucht. Wenn mehr Aufsicht notwendig wird, ist die Aufnahme in einem reinen Pflegeheim oder einer Pflegeklinik unumgänglich. Von morgens zehn bis abends sechs Uhr schaffen wir es ganz gut, die Bewohner zu beschäftigen. Aber abends haben wir ein Problem. Dann haben wir keine zusätzlichen Pflegekräfte und die Bewohner sind auf ihr eigenes Zimmer angewiesen.«

Eines Mittags sagt René: »Ich will zu meinem Heimatboden zurück.«

»Du bist schon in Maastricht«, meine ich. Wir trinken Kaffee in seinem Zimmer.

»Bin ich in Maastricht? Das ist ja schon mal etwas. Jetzt habe ich meine Orientierung wieder. Haben wir genügend Tiefkühlgerichte im Haus?«, fragt er besorgt.

»Gleich gibt es Brot.«

»Wo denn?«

»Im Wohnzimmer.«

Die Bewohner warten in aller Seelenruhe ab, während zwei Betreuerinnen alle Hände voll zu tun haben. Die eine bereitet die Medikamente vor, die andere stellt sich hinter dem ›Brotwagen‹ auf: einem Wagen mit Brot und Belag.

Der Reihe nach werden sie zum Brotwagen gerufen. »Frau Jansen? Frau Versteeg?«

»Herr van Neer?« René steht auf. Er will Brot und Marmelade. Mit zwei Brotscheiben und einem Marmeladebecherchen geht er zu seinem Sitzplatz zurück. Auf ihn wartet ein harter Brocken: Brot schmieren. Er fasst nach der Butter und einem

Messer, schmiert Butter auf das Brot, vergisst aber die Marmelade und beginnt das Brot zu schneiden.

Seine Nachbarin manscht in der Zwischenzeit Leberpastete auf ihre Brotscheibe. Sie hat rote Wangen und einen schiefen Mund. »Darf ich Sie etwas fragen, Herr Nachbar?«

»Mmmm …«

»Wissen Sie, welchen Tag wir heute haben?«

René, kurz angebunden: »Zuerst essen.« Das verlangt seine ganze Aufmerksamkeit. In einem Saal mit siebzehn anderen Personen ist das nicht einfach. Wenn zu viele Leute mit ihm reden, kann er sich nicht mehr konzentrieren. Je mehr Eindrücke auf ihn einprasseln, desto weniger kann er die Situation überschauen. Und wenn er nicht versteht, was man meint, steht er da wie ein begossener Pudel. Er blamiert sich ständig.

Die Tischgenossin gegenüber bekommt Brei serviert. Sie rülpst. Und noch einmal und noch einmal. Sie schläft ein, rülpst, öffnet die Augen und fragt: »Schwester, wo bleibt das Essen?«

»Frau Pieterse, können Sie bitte Ihre Bäuerchen unterlassen. Die anderen essen noch«, sagt die Betreuerin. Sie schaut mich bedeutungsvoll an. »Ich kann es so oft sagen, wie ich will, aber sie lässt es einfach nicht.«

»Sind sie schwer erziehbar?«

»Auf jeden Fall begriffsstutzig.«

Ende November 2003. »Was machst du denn hier?« René schaut mich überrascht an. Er küsst mich auf beide Wangen. Er ist in ein rot kariertes Hemd gehüllt, dessen linker Ärmel mit einem Gummi festgezurrt ist. Er trägt zwei Brillen auf der Nase.

In seinem Zimmer liegen Zettel herum. Auf einem steht: ›Suchen. Suchen.‹ Auf der Fensterbank einer mit: ›Buch über Gedächtnis-Training ausleihen.‹ Und auf seinem Schreibtisch: ›Zahn-pasta, Kaffee, Weiß-brot, Eis.‹

»Kaffee?«

»Gern.« Es ärgert ihn, dass er nicht mehr selbst Kaffee kochen kann. Jetzt ist René auf die Kaffeestunden seiner Station und seinen Besuch angewiesen. So munter er in seiner Tilburger Wohnung war, so niedergeschlagen ist er jetzt. »Was kann man anderes erwarten«, murrt René, »die Pflegerinnen sind eben typische Tilburger.«

»Maastrichter«, korrigiere ich ihn.

René: »Ich kann deiner Formulierung nicht zustimmen. Es sind ganz sicher Tilburger. Sehr garstige Tilburger. Wenn ich nach draußen will, versperren sie mir den Weg.«

Die Erinnerung an Tilburg wird allmählich vage. Er sehe nur noch vereinzelte, unzusammenhängende Bilder, sagt René. Eine Wohnung. Orgel. Mikrowelle. Schränke voller Akten. Doch wie auch immer, er stand auf eigenen Beinen. Zu der Zeit möchte er zurück.

Wo steht seine Kaffeetasse? Er beugt sich vor. Seine Hand tastet über den Beistelltisch neben seinem Stuhl. René sieht schlecht wegen der Einblutungen in seinem rechten Auge. Ein Leiden, das sich seinem Augenarzt zufolge nicht mehr beheben lässt.

Auch die Demenz spielt eine Rolle: René fällt es immer schwerer, Gegenstände (sowie Bilder und Geräusche) zu erkennen. Der Fachbegriff heißt ›Agnosie‹. Beispiele: Er erkennt eine Gabel nicht mehr und kann deshalb nicht damit essen. Er hört die Türklingel, aber er öffnet nicht: Er kann den Ton offenbar nicht mehr zuordnen.

»Wie heißen diese Dinger auch wieder?« René zeigt auf Trauben auf seinem Schreibtisch.

»Trauben.«

»Trauben. Klar. Lästig, wenn man den Namen nicht mehr weiß. Manchmal getraue ich mich nicht mehr, mit anderen zu sprechen, weil ich Angst habe, dass ich die Wörter vergesse … Übrigens, wo bin ich? Ist noch Geld auf dem Konto? Wie komme ich nach Hause?« Er nimmt einen großen Schluck Kaffee und stellt die Tasse neben die Untertasse. »Wie bekomme ich etwas zu essen?«

»Es wird für dich gekocht.«

»Was für ein Luxus!«

Ich zähle alles auf: Frühstück um neun. Halb eins Mittagessen. Um fünf Uhr Abendbrot. Sein Bruder Leon hat zwei Zettel aufgehängt, einen auf einem der Schränke, den anderen an der Tür. Darauf stehen die Essenszeiten und außerdem: »Ich brauche mich nicht selbst um das Essen zu kümmern. Koepelhof sorgt für alle Mahlzeiten.«

»Papa, lies diesen Text einmal.«

»Ich brauche mich nicht selbst um das Essen zu kümmern«, liest er laut vor. »Koepelhof sorgt für ... warum hängt das da? Warum machen die das?«

»Um dich daran zu erinnern?«

René: »Das halte ich für eher unwahrscheinlich. Ich denke, das ist Propaganda für diese Mahlzeiten. Ich weiß, dass du mir nicht glaubst, aber eine von fünf Mahlzeiten bekomme ich nicht.« Als hätte er eine Strichliste geführt.

»Wenn es nicht klappt, hast du Essen im Kühlschrank«, versuche ich ihn aufzumuntern.

»Wo sind meine Schlüssel?«

»Die hängen um deinen Hals, an einer Schnur.« Zwei Schlüssel an einer Schnur mit dem Logo von Heineken. Das befremdet ihn. »Was hat die Bierbrauerei mit meinem Aufenthalt hier zu tun?«

Der eine Schlüssel ist für seine Zimmertür, die er nicht mehr abschließen kann. Der andere für seinen Briefkasten. »Wo steht der denn?« Die Schlüssel werden zur fixen Idee. »Was hast du? Vor kurzem noch hat man mich auf die Straße gesetzt. Das passiert mir nicht noch einmal. Es geht das Gerücht, dass ich wieder raus muss. Weißt du etwas darüber?«

»Papa, du musst nicht weg«, beruhige ich ihn. »Man hat uns versichert, dass du so lange bleiben kannst, wie du willst.«

»Was kostet dieses Hotel? Wie steht es um meine Finanzen?«

Geld, auch eine fixe Idee. Als René seine Kontoauszüge sieht, ist er beruhigt. Und gleich darauf fragt er wieder nach – so schnell ist die Datei ›Kontoauszug‹ gelöscht. Er traut der Sache nicht: »Die können natürlich jederzeit tricksen.« Am darauf folgenden Tag liegen neue Zettel herum: ›Geld abheben, vielleicht wechseln?‹ Er habe keinen Cent in der Tasche! Ich hole sofort seine Geldbüchse hervor. »Schau nur: zwanzig Euro!« René untersucht den Geldschein und faltet ihn. »Und damit kann ich bezahlen? Ja? Bekomme ich dann auch Kleingeld heraus? Wenn ich also mit meiner Namenskarte zur Bank gehe, gibt's Kleingeld?«

»Nicht mit deiner Visitenkarte, aber mit deiner EC-Karte.« Ich zeige ihm die Karte.

Er untersucht sie eingehend. »Also das ist die Wechselkarte der Geldkarte?«

»Das ist deine EC-Karte, mit der du Geld abheben kannst«, erkläre ich.

»Aber ich will keine EC-Karte. Ich will Kleingeld!«, meint er verärgert. »Es tut mir leid, dass ich so *reizlich** bin. Aber ich muss überleben.«

›Lampen in Ordnung?‹, schreibt René. Er kann sie nicht mehr an- und ausknipsen. Und: ›Nachtprogramm. Möchte gern fernsehen, kann aber den Fernseher nicht mehr anschalten.‹

René fehlt Hilfe bei dem, was er nicht mehr kann. »Gibt es hier denn wirklich keine Sozialarbeiter?«, fragt er laut. »Zu meiner Zeit konnte man nicht über die Straße gehen, ohne mit einem zusammenzustoßen.«

Eines Dezemberabends möchte er nachts im Wohnzimmer schlafen. »Gleich beim Aufzug. Schön sicher.« Schmiedet er

---

* Anmerkung: Zur Übersetzung von Renés Alzheimersprache siehe Anhang auf Seite 187.

Fluchtpläne? Auf seiner Einkaufsliste stehen ›Stadtplan‹ und ›Taschenlampe‹.

»Möchtest du fliehen?«, frage ich ihn.

»Das schließe ich nicht aus. Wenn ich einen guten Fluchtplan und verlässliche Handlanger habe.« Problem: René schafft es nicht, den Fluchtplan auszuarbeiten. »Die Dinge, die man vergisst. Sachen, die man nicht mehr weiß. Dass man nicht mehr klar denken kann«, zählt er auf und verrät dabei seine Strategie: »Immer weiter mit sich selbst sprechen.«

Kurz darauf wird er in den frühen Morgenstunden im Wohnzimmer des vierten Stocks angetroffen. Er muss in aller Frühe aufgewacht sein. Im Halbdunkel konnte er zweifellos die Lampen nicht anmachen, also musste er alles ertasten und Geldbeutel, Schlüssel und Einkaufstasche suchen.

Er wird einige Zeit auf seiner eigenen Station umhergeirrt sein und dann schließlich die Treppe gefunden haben. Führt sie zum Ausgang? Aber er ist in irgendeinem abgelegenen Winkel gelandet. Die Schwester, die ihn findet, bringt ihn zurück. Wie wird er sich gefühlt haben? Sein Fluchtversuch ist gescheitert.

»Koekenhol«, zu Deutsch Kuchenloch, hat auch seine guten Seiten. Das Essen ist gut. Während des Aufnahmegesprächs hatte René gesagt, er sei Vegetarier. Warum schielt er dann auf das Beefsteak auf dem Teller seiner Tischnachbarin? Und warum möchte er auch Spaghetti Bolognese mit Fleisch?

»Sie sind doch Vegetarier, oder?«, fragt die Betreuerin, die das Essen serviert.

»Ja, Vegetarier«, bestätigt René, »aber erst nach dem Essen. Ich bin Teilzeit-Vegetarier.«

Finden denn die Aktivitäten seinen Geschmack, die Koepelhof für seine demenzerkrankten Bewohner organisiert? Bingo, Singen, Spiele, Gedächtnistraining. »Ich bin nicht so ein Spieler«, meint René. Aber gemeinsam Zeitung zu lesen gefällt ihm.

Eines Vormittags wird ein Artikel über den Nutzen von Computern im Unterricht besprochen. René versucht die anderen davon zu überzeugen, dass der Computereinsatz beschränkt bleiben muss, »denn Kinder müssen soziales Verhalten lernen«. Die Aktivitätenbegleiterin ist verblüfft: »Er hielt eine vollkommen klare Rede.«

Auch das Prospektregal bei der Rezeption findet sein gesteigertes Interesse. Informationsbroschüren über Einrichtungen für Alte. Prospekte konnten René schon immer begeistern. Er wollte gut informiert sein. Sein Interesse für dieses Regal ist allerdings mehr als durchschnittlich: Er möchte unbedingt wissen, wie teuer sein Hotelzimmer ist.

Bevor wir zum Einkaufen nach draußen gehen, stürzt er sich bei der Rezeption auf das Regal. Er nimmt alles, was er bekommen kann. Er will und wird herausfinden, was ihn dieser Aufenthalt kostet. »Herr van Neer ... Herr van Neer ... diese Prospekte haben Sie doch schon«, ruft die Frau an der Rezeption.

Der Broschürendieb schaut auf. Ertappt. »Ich schwöre dir«, flüstert er, »ich habe keinen einzigen Prospekt in der Tasche.«

Draußen bleibt René plötzlich stehen und schaut sich angestrengt um. »Ich suche Erkennungspunkte. Wenn ich häufig genug übe, kann ich den Weg wieder selbst finden«, sagt er optimistisch. Sein Blick wandert die Straße hinauf zu Neubauten und Etagenwohnungen. »Sag mal, lag hier früher nicht Maastricht?«, fragt er erstaunt.

Wir sind auf dem Weg zur Bibliothek. René ist wieder Mitglied geworden. Schwiegersohn Cees hatte ihn zur Anmeldung begleitet. Beim ersten Mal hatte es nicht geklappt: Sein Personalausweis war abgelaufen. Einen Monat später tauchten die beiden mit einem gültigen Ausweis am Informationsschalter auf. René nahm den Hut ab und strahlte vor Stolz, obwohl sich die Bibliothekarin nicht an ihn wandte, sondern an seinen Schwiegersohn. »War der Herr schon einmal eingeschrieben?«

Zwischen den Büchern lebt René wieder auf. Er geht an den Regalen mit Büchern über Älterwerden entlang, nimmt ein

Buch über Demenz heraus und setzt sich damit an den Tisch. Fieberhaft sucht er im Stichwortverzeichnis nach ›Ursachen und Folgen von Demenz‹. Er kann die Seite schnell finden, fängt an zu lesen und meint: »Es ist eine Gehirnkrankheit! Wusstest du das?« Wieder etwas Neues gelernt. Endlich entspannen. Sein Tag ist gerettet.

Auf dem Rückweg steigt eine unbekannte Frau vom Fahrrad. »Hallo Stella, Tag, Onkel René!« Das muss eine Nichte sein. »Kennst du mich noch?«, fragt sie René. Er nickt heftig. »Und du?«, fragt sie mich. Auch ich bejahe die Frage mit einem Kopfnicken.

Als sie wegfährt, schauen wir einander fröhlich an. Wie hieß sie auch wieder? Wir haben beide nicht die geringste Ahnung. René kann sich noch hinter Alzheimer verstecken. »Das ist der Vorteil meiner Krankheit. Ich darf Fehler machen. Aber in zwanzig Jahren bist du an der Reihe«, tröstet er mich.

# 4

## Seelenkundler ohne Team

Es war René, der sagte: »Alzheimer ist ein Abenteuer. Demenz ist etwas Neues in meinem Leben. Da bin ich blitzschnell dabei.« Er interessiert sich brennend für die Veränderungen in seinem Geist. »Herr van Neer merkt, dass seine Wahrnehmungen nicht immer mit den wirklichen Ereignissen übereinstimmen, und erklärt manchmal, er finde das spannend«, notiert eine Pflegerin.

Er erlebt die verrücktesten Dinge. Da irrt er durch den Flur des Heims und landet mit seinem alten Leib schnurstracks in vergangenen Zeiten. Plötzlich ist er wieder Assistent an der Universität in Leiden. »Ich muss ganz dringend zu einer Besprechung«, meint er. Und kurz darauf: »Wo ist der Vorlesungssaal?« Ob ich eigentlich wisse, dass man unten in der »Mensa« (der Heimcafeteria) umsonst Kaffee trinken kann? »Man muss allerdings ein studiertes Gesicht machen, damit die wissen, dass man dazugehört.«

René nimmt fast täglich an »Arbeitskreisen« teil. So jedenfalls nennt er die Aktivitäten, die man auf seiner Station organisiert. Hin und wieder schämt er sich für seine »Kommilitonen«. »Manche schlafen einfach ein. Plötzlich hört man Schnarchen! Für den Dozenten bestimmt nicht angenehm. Aber ach«, beschwichtigt er, »es sind ältere Studenten. Da kann so etwas passieren.«

Sein Arbeitsplatz gefällt René nicht wirklich: »Ich fühle mich mit den Studenten nicht richtig verbunden. Ich vermisse Freundschaften. Die Leute hier sind ein bisschen *schnappisch.*« Und sie haben einen anderen Humor. In der »Aula« (Wohnzimmer) liest eine Kommilitonin eine Frauenzeitschrift. Ihr Haar ist etwas zerzaust. René liest über die Schulter mit, zeigt auf ein Foto und meint: »Das hier ist ein gutes Beispiel für einen adretten Haarschnitt. Wenn Sie das Foto zum Friseur mitnehmen, kann er vielleicht noch etwas machen.«

Anstatt zu lachen, wirft ihm die alte Studentin einen giftigen Blick zu.

Die Grenze zwischen Wirklichkeit und Erinnerung verschwimmt. René ist Student, er arbeitet als ›Psychologe‹ oder ›Forscher‹. »Ich mache Beobachtungen für eine bestimmte Studie. Es sieht ganz so aus, als seiest auch du involviert«, erzählt er mir eines Mittags.

»Meinst du unser Buch über deine Erfahrungen als Demenzkranker?«, frage ich ihn.

Genau. Das wollte ihm gerade nicht einfallen. Aber sein Sinn für Humor lässt ihn nicht im Stich. »Also bin ich hier als Undercoverpatient?« Er lacht schallend. »Dass mir das passieren musste!« Die Rollen sind vertauscht, bemerkt er heiter. Zuerst arbeitete seine Tochter undercover, jetzt er. Aber dann im wörtlichen Sinn.

Der Psychologe arbeitet an seinem letzten Projekt, doch: »Ich habe kein Büro, keine Mitarbeiter, keinen Etat. Man nimmt mich nicht ernst und ich stoße auf Widerstand.«

»Was machst du bei deiner Arbeit?«

»Alte Menschen testen und behandeln.« Er reißt die Arme in die Höhe. »Aber so kann ich nicht arbeiten! Ich weiß nicht einmal, wer der verantwortliche Leiter dieser Klinik ist.«

Wir vertreten uns die Beine und warten auf den Aufzug. Eine Gruppe Frauen steigt aus. Eine von ihnen schaut René lachend an und meint: »Wir waren gerade in der Kirche. Aber Sie waren nicht da. Sind Sie denn überhaupt katholisch?«

»Bin ich, in Ermangelung eines Besseren.« Sofort beginnt er zu zweifeln. »Hätte ich eine andere Antwort geben sollen? Habe ich es mir jetzt verscherzt? Steckt hinter diesem Institut eine Kirchengemeinschaft?«

Am darauf folgenden Tag geht René im Flur umher. Als er mich erblickt, kommt er begeistert auf mich zu. »Sind die anderen schon da?«

»Wen meinst du?«

»Die Leute von der Studiengruppe.« Für eine ordentliche Diskussion ist René immer zu haben. Er freut sich darauf.

»Es ist noch niemand da. Vielleicht können wir schon mal in deinem Zimmer einen Kaffee trinken«, schlage ich vor.

»Kommen noch mehr?«

»Wir sind zu zweit.«

René macht ein enttäuschtes Gesicht. »War es die letzten Male auch schon so, dass manche nicht kommen?«

»Ja. Manchmal sind sie in Urlaub oder haben einen anderen Termin«, denke ich mir spontan aus.

Er lässt nicht locker: »Warum rufst du nicht die *Sammler* an, die sehr wohl kommen wollen.«

Ich gebe vor zu telefonieren und meine dann: »Wir sind heute wirklich nur zu zweit. Die anderen sind verhindert.«

René steht vor vollendeten Tatsachen. Seine Tochter und er werden an diesem Mittag die Ehre der Studiengemeinschaft retten müssen. »Nun denn, mit welchem Thema sollen wir uns heute beschäftigen?«, legt er los.

»Wie wäre es mit den Folgen von Demenz?«

René denkt nach. »Ich habe Demenz, habe ich Recht?«

Das ist nicht zu leugnen. Daraufhin meint er: »Man kann damit leben. Aber es ist schon auch leidig! Man wiederholt sich unnötigerweise: Der andere weiß es schon. Früher waren Kontakte einfacher.«

Sein Leben hat sich verändert. »Man ist von seiner Umgebung abhängiger. Von Leuten, die man früher kannte«, erklärt er. »Manche *schmecken* einen nicht mehr, obwohl man sich früher gut *vertagen* hat. Aber man muss schon sich selbst bleiben können.«

»Geht das? Kannst du dabei du selbst bleiben?«

»Auf diesem Gebiet habe ich nicht so viel Erfahrung. Ich kenne nur die Psychologie«, antwortet er unsicher. »Es kommt darauf an, wie schlimm es ist. Wenn andere einem ihre Stimme geben, geht es.« Was er sagen möchte, ist das: Demenzerkrankte brauchen Menschen, die für sie eintreten.

Immer häufiger erfolgen Orts- und Zeitwechsel so schnell, dass René kaum mehr nachkommt. Bei dieser faszinierenden Zeitmaschine bedient er die Schalter nicht selbst. Wo ist er? In Nimwegen, Leiden, Tilburg? Mit solchen Fragen klopft René bei seinen ›Kollegen‹ an. Diese sind alles andere als erfreut. »Er sucht ständig Beachtung«, ist »kaum zu korrigieren«, »nimmt viel Zeit in Anspruch« und zeigt »forderndes Verhalten«.

Er hat Angst, »verrückt zu werden«, notiert eine Pflegerin. In einer seiner Notizen wird deutlich, wie schwierig seine Situation ist. Wie alt ist er auch wieder? ›ALTER? 75+…‹

René hält eine Vorlesung: »Das Problem ist die reine Vergesslichkeit. Abends beginnt der Tag bereits zu verdampfen. Diese Vergesslichkeit kommt in Wellen und beeinflusst das Wohlgefühl. Aber man kann sich darauf verlassen, dass die psychische Struktur mithilft, das Ganze erträglich zu machen. Auch hinsichtlich der Sprache, diese wird nie ganz verrückt.«

Gegen Abend wird Alarm geschlagen. Wie sich herausstellt, »kämpften auf Station 3 zwei Männer miteinander. Nach einigem Suchen zeigte sich, dass es sich um die Herren van Neer und G. handelte«.

René ist wieder einmal ins falsche Zimmer geraten. Er hatte sofort einen Blick in den Kühlschrank geworfen und sah sich Auge in Auge mit einem unbekannten Mann, der ihn aufforderte, das Zimmer zu verlassen. René war empört: Was ist denn jetzt los? Das ist sein Kühlschrank!

Es kam zu einem Handgemenge. G. versuchte den Eindringling unsanft nach draußen zu befördern. Dabei »ist Herr van Neer gestürzt, keine sichtbaren Verletzungen, MIC ist ausgefüllt«.

MIC? Die Abkürzung steht für *Melding Incidenten Clientenzorg*, oder auf Deutsch: Meldeformular für Zwischenfälle in Alten- und Pflegeheimen. Jede Heimeinrichtung ist gesetzlich verpflichtet, Zwischenfälle wie Unfälle und Fehler zu melden.

Nach dem Handgemenge zieht sich die Pflegerin in ihr Büro zurück. Da das MIC ausgefüllt werden muss, werden die Männer ihrem Schicksal überlassen. Was ist los mit der Gesetzgebung im Kranken- und Pflegesektor? Es scheint, als müsse mehr geschrieben als gepflegt werden.

Einige Tage nach dem Scharmützel ist René noch immer durcheinander. Die Einzelheiten weiß er nicht mehr. Nur noch, dass er mit einem ›Einbrecher‹ gekämpft hat. Er fühlt sich nicht mehr sicher. ›Solides Vor-hänge-schloss und Ring-alarm-installa-tion‹, notiert er auf seiner Einkaufsliste. Er sucht die Telefonnummer der Polizei und erwägt sogar die Anschaffung eines ›wachenden Hundes‹.

Er sucht Halt in seiner Arbeit. »Ich würde gern wieder ein bedeutendes Thema in Angriff nehmen, inklusive aller Aspekte. Wie wir das früher zusammen gemacht haben«, vertraut er mir an. »Ich sehne mich nach dieser Zeit zurück.«

Zwölf Jahre lang war René mein fester ›Forscher‹. Er suchte Sekundärliteratur zu den Themen meiner Kolumnen, Artikel und Bücher. Er machte das voller Leidenschaft, getrieben von einer Mission: die Öffentlichkeit mit »wissenschaftlich fundierten« Informationen versorgen, sodass sie »sich ein scharfes Urteil über Gesellschaft und Politik bilden und eigene Entscheidungen treffen kann«.

In seiner Tilburger Wohnung lag stets eine Plastikmappe mit der Aufschrift ›Stella geben‹. Am liebsten jedoch brachte er sie mir persönlich vorbei. »Dann hast du mehr Zeit für deine Arbeit.« Eine Mappe mit ausgeschnittenen Zeitungsartikeln oder Untersuchungen zu meinen Themen. Der untere Rand des Arbeitsmarktes, Betrug, Graue Wölfe, Obdachlose. Umfangreiche Berichte brauchte ich nicht selbst zu lesen, das machte René schnell für mich. Er erstellte leserliche Zusammenfassungen und führte sie mündlich aus, während ich eifrig Notizen machte. Wir waren nicht Vater und Tochter, sondern Kollegen.

Jetzt möchte sich René gern auf ein neues Thema stürzen. »Nun ja, aber es ist jetzt eine ganz, ganz andere Welt«, seufzt er mit geschlossenen Augen. »Russland. Alle kommunistischen Länder sind dahin. Wir wissen nicht, wie es weitergeht. Warum sind alle so gelassen? Es ist doch fantastisch, die Machthaber wurden vertrieben. Revolution!«

Auf dem Beistelltisch neben seinem Lehnstuhl liegt die Doktorarbeit von Trees Pels. Sie handelt von der Erziehung marokkanischer Vorschulkinder in den Niederlanden. Ein typisches Thema für René. Jeden Tag liest er einen Abschnitt und hat dabei wie früher den gelben Leuchtstift in der Hand. Doch im Gegensatz zu früher markiert er nun auch die Anmerkungen.

Es fällt ihm nicht leicht. Er kann zwar noch lesen, aber »wenn ich mit einem Absatz fertig bin und den nächsten beginne, habe ich den vorherigen schon wieder vergessen. Den muss ich dann noch einmal lesen. Bis ich denke: Gib auf!« Aber auch diese Schlussfolgerung bleibt nicht hängen und das Ritual beginnt von neuem.

»Ich kann nicht mehr klar denken«, meint René. Er hat auch sofort eine Lösung parat: »Ich muss meine Arbeit neu ordnen. Alles in kleinen Schritten. Je gelassener ich meine Energie nutze, desto freudiger und realistischer bin ich.«

Er tippt mit seinem Zeigefinger auf die Doktorarbeit. Zeit für die Textübergabe. Er fummelt an seiner Schlüsselhalskette und legt los: »Du kannst diese marokkanischen Eltern darauf hinweisen, dass es andere Möglichkeiten gibt. Dass die Eltern in unserem Land es anders machen als dort. Wenn man dann … Tut mir leid. Ich habe es im Kopf, aber ich kann es nicht erzählen.«

Aus seinem Fachgebiet sind noch Überreste präsent. Von den Fertigkeiten, die jemand zeit seines Lebens erwirbt, bleiben noch bis weit ins fortgeschrittene Demenzstadium Rudimente erhalten. »Interessant ist es bestimmt«, fährt er mit der Begeisterung des alten René fort, der etwas Neues entdeckt hat. »Denn wenn man diesen Eltern beibringt, wie es die Niederländer machen, dann können sie es auch, wenn auch mit anderen Absichten. Weil die Kultur, die Literatur der Marokkaner, in bestimmten Punkten besser ist als die Kultur der …« Er schaut mich fragend an.

»Einheimischen?«

»Genau!«

»Wir brauchen nicht viele Worte«, sage ich.

»Ja, wir haben genügend Antworten.« René steht auf und geht im Zimmer auf und ab. Manchmal überkommt ihn die Unruhe. »Ich habe ein neues Ich. Ein marokkanisches Ich«, rutscht ihm heraus. Er erschrickt vor seinen eigenen Worten. »Was für eine seltsame Bemerkung«, meint er fröhlich.

Eine Pflegerin klopft an die Tür. »Die frische Wäsche ist da«, sagt sie freundlich.

René: »Stimmte die Menge?«

Sie bringt auch eine Tasse Kaffee. René trinkt sie schnell leer. Unsicher schaut er mich an. »Und jetzt? Was ist hier Sitte? Soll ich die Tasse abwaschen oder ausspülen, ehe ich sie der Nachbarin zurückgebe?«

»Ausspülen reicht«, beruhige ich ihn. »Sollen wir sie zusammen zurückbringen?«

»Gern, aber ich weiß nicht, wo sie wohnt.«

Wir stellen die Tasse auf die Spüle im ›Wohnzimmer‹. Auf dem Rückweg fragt René: »Was sind das für Leute, denen wir die Tasse zurückgeben?«

»Pflegepersonal.«

»Wirklich?« Er zieht die Augenbrauen zusammen. »Ich dachte, das ist hier eine Art Verein.« Ist er in einem Vereinshaus gelandet? Das ist eine neue Möglichkeit. Oder ist er doch an der Universität? In einem Kongresszentrum? Einem Internat? Oder ist er, was er am meisten fürchtet, in den Händen einer Bande von »Kriminellen und Kleinkriminellen«?

Weihnachten steht vor der Tür. »Herr van Neer beteiligt sich kaum noch an Aktivitäten, bleibt lieber auf seinem Zimmer«, steht in seiner Pflegeakte. René ist erschöpft. »Das kommt von Alzheimer«, sagt er. »Ich denke, der Kern meiner Krankheit ist Erschöpfung, kombiniert mit den Erwartungen des Umfelds, dass man noch immer das Gleiche können muss.«

Die »Arbeitsgruppen« laugen ihn aus. »Ich kann mich zwar konzentrieren, aber nur für kurze Zeit.« Außerdem sagen ihm nicht alle Programmpunkte zu. »Wir haben gerade ein Bettspiel gemacht. Ich kannte es nicht.«

»Meinst du ein Brettspiel?«

»Weiß ich nicht. Aber das ist nichts für mich.«

Ein paar Tage später komme ich wieder auf die Station. Die Bewohner sitzen um einen Tisch im Wohnzimmer. Elf Frauen. René mit zugekniffenen Augen unter ihnen. Sie spielen Sprichwörter raten.

»Es ist schwer stehlen …«, sagt die Aktivitätenbegleiterin. Sie schaut ihre alten Mündel erwartungsvoll an.

Es bleibt still.

Sie gibt einen Tipp: »wo der Wirt …«

»… ein Dieb ist.«

»Gut, Frau Jansen!«

René ist erleichtert, als er mich sieht: »Kommst du, um mich zu befreien? Schön. Die Arbeitsgruppe hat viel Zeit gekostet und wenig gebracht.« Er denkt, dass er noch immer Leistung bringen muss, aber genau das kann er nicht mehr. Ständig versagt er. Ja, er muss es ruhiger angehen und nennt es »bewusst eine Urlaubshaltung einnehmen«. Aber macht er überhaupt noch etwas Sinnvolles? Das ist für ihn die große Frage. »Probleme bereiten einem die zahllosen kleinen Dinge, mit denen man tagtäglich konfrontiert wird«, erklärt er, »die man irgendwo aufbewahren muss. Ein ganzes Arsenal, das man aufräumen muss. Aber das geht nicht mehr. Soll ich es anderen überlassen? Ich komme zu spät zu Besprechungen, denn meine Armbanduhr ist kaputt und ich habe keine andere Uhr.«

Keine andere Uhr? Ist er sich da sicher?

»Da sagst du etwas. Ich nehme die Dinge nicht mehr richtig wahr«. Es ist ihm peinlich. »Vielleicht habe ich ja eine Uhr, doch dann übersehe ich sie schlichtweg.«

Auf seiner Einkaufsliste steht ›Lexington‹, obwohl René seit gut vierzig Jahren nicht mehr raucht. Warum möchte er dann eine Zigarre? »Um das Ende voranzutreiben«, antwortet er.

René fühlt sich einsam. Mit wem kann er reden? »Hier ist kein anständiges Gespräch möglich. Jeder verliert seinen Geist«, vertraut er seinem HVP an. Und auf meinen Anrufbeantworter spricht er: »Ich leide sehr. Wir müssen vorwärts. Schritte unternehmen. Andernfalls starren wir uns in fünfzig Jahren noch immer an … hilf mir bitte!«

René ist depressiv, aber seine Pfleger erkennen das Krankheitsbild nicht: Dafür sind sie nicht ausgebildet.

Das ist problematisch, denn viele Demenzkranke laufen Gefahr, in Depressionen zu fallen: Nach Schätzungen liegt der Anteil zwischen zehn bis vierzig Prozent bei beginnender Demenz im Gegensatz zu ein bis zwei Prozent bei einem alten Menschen ohne Demenz.[5]

Wie oft kommen Depressionen bei Menschen mit schwerer Demenz vor? Das weiß niemand. Wissenschaftler haben noch kein Instrumentarium entwickelt, mit dem man Depressionen bei ihnen erkennen kann.

René: »Jeden Morgen ist alles neu.« Werden Informationen nicht mehr gespeichert, lässt sich keine Routine aufbauen. Deshalb wacht René jeden Morgen in einem ihm vollkommen fremden Zimmer auf. Wo ist der Lichtschalter? Wo liegen seine Kleider und wo der Geldbeutel? Wo befindet sich die Toilette? Der Ausgang? Wo ist er?
Mein Vater muss in seinem Gedächtnis immer neue Ebenen anbohren und fürchtet, dass er den Boden erreicht hat. »Ich kann nicht nachsehen, ob ich Termine habe, und auch nicht arbeiten. Mutter Natur hat uns wieder um eine Erfahrung reicher gemacht«, meint er zynisch.

Der Abstinenzler versucht es sogar mit Anisschnaps. Aber schon nach einem halben Glas verzieht er das Gesicht. »Morgen gehen wir zur Bibliothek«, versuche ich ihn aufzumuntern, woraufhin er erwidert: »Morgen? Sprich nicht von morgen. Ich muss erst versuchen, mir das Heute zu merken.«

In der Bibliothek kann er seine Sorgen für kurze Zeit vergessen. Wie ein Kiebitz läuft er durch die Abteilung mit den Großdruckausgaben. Er greift ein willkürliches Buch aus dem Regal und beginnt zu lesen. »Es könnte eine Nummer größer sein«, bemerkt er. Er streckt den Finger in die Höhe. »Ein Vergrößerungsglas!« Schnell macht er sich auf die Suche nach einer Bibliotheksmitarbeiterin.

»Verkaufen Sie Lupen?«, fragt er am Informationsschalter. »So ein Ding, mit dem man die Buchstaben etwas größer sehen kann«, erklärt er zur Sicherheit. Es scheint, als verstehe man ihn immer weniger.

»Wir haben tatsächlich eine Lupe da«, meint sie. »Sie dürfen sie hier benutzen, aber nicht mitnehmen.«

René nickt zustimmend. »Genau, was ich meine. Ein Buchstabenvergrößerer. Was schulde ich Ihnen?«

»Wir verkaufen keine Lupen.«

»Aber ist das nicht ein Lupengeschäft?«

»Nein, das ist eine Bibliothek.«

»Aber gerade eben verkauften Sie mir doch eine Lupe?«

Sie wendet sich an mich: »Können Sie es ihm erklären? Er versteht es nicht mehr, was? Schlimm.«

Immer dasselbe Lied. In seiner Gegenwart spricht man über ihn. Ein Demenzkranker hat den Status eines Kleinkindes. René: »Der Emanzipationsgehalt ist gleich null. Weil es eine Krankheit ist, die alte Menschen trifft, tendiert man dazu, sie nicht ernst zu nehmen.«

René erhält Zustimmung vom Gesundheitsrat, dem zufolge sich die Gesellschaft mit Demenz keinen rechten Rat weiß. Aus Scham werden demenzerkrankte Familienangehörige zu Hause gehalten. Als seien sie ein Störfaktor, werden sie in Alten- und Pflegeeinrichtungen sogar von nichtdemenzkranken Bewohnern getrennt.

Warum lastet ein Tabu auf dieser Alterskrankheit? Es lassen sich mehrere Gründe anführen. In einer Zeit, in der sich alles um den wirtschaftlichen Nutzen dreht, fällt es den Menschen schwer, die Gebrechen der Alten zu akzeptieren. »Während das Altern in früheren Zeiten als existenzieller Prozess körperlicher und geistiger Natur betrachtet wurde, gilt Altsein heute mehr und mehr als praktisches Problem, das mit Hilfe von Wissenschaft und Technologie lösbar ist«, schreibt der Gesundheitsrat in seinem Bericht.[6] Früher war das Bild des älteren Menschen vorherrschend, der einen ruhigen Lebensabend verbringt. Dieses wurde ersetzt durch den »vitalen älteren Menschen, der noch im Mittelpunkt des gesellschaftlichen Lebens steht, in vollen Zügen seine freie Zeit genießt, reist und andere schöne Sachen macht. [...] Vitale Ältere werden zum Maßstab für andere Ältere«. Außerdem sind Ansichten über Demenz abhängig von der jeweiligen Zeit und Kultur. »Kognition, Rationalität und Autonomie stehen heutzutage über Gefühl, Emotionalität und Abhängigkeit.« Aus diesen Gründen ist Alzheimer mit einem so negativen Image behaftet und der Graben zwischen Hilfsbedürftigen und dem Rest der Gesellschaft breiter geworden.

Der Demenzkranke sieht sich mit einer ganzen Reihe von Vorurteilen konfrontiert. Auf der Liste des Gesundheitsrats steht: Erstens: Dementierende Menschen begreifen nichts mehr. Zweitens: Sie sind weniger wert als andere. Drittens: Man kann nicht mit ihnen kommunizieren. Viertens: Sie sind per Definition unwillig. Fünftens: Demenz nimmt dem Leben den Glanz. Sechstens: Bei Demenz ist nichts zu machen.

Es wird Zeit, dass Demenzerkrankte aus dem Abseits treten, aber René hat so seine Zweifel. »Ich frage mich, ob die Gesellschaft reif ist, Demenz in einem anderen Licht zu sehen«, meint er. »Jetzt denkt sie: Diese Leute sind total plemplem.«

Auf seinem Schreibtisch vor dem Fenster liegen stets Papier und Stift. So kann René seine Ideen aufschreiben – wenn er es nicht vergisst. Eines Vormittags überreicht er mir ein paar Notizen. »Schau, ob du das gebrauchen kannst.« Da steht: ›weiter vertiefen: Patientensicht.‹ Er erklärt: »Es geht darum, wie der Patient sich und seine Umgebung wahrnimmt.« Viel weiter kommen wir an diesem Tag nicht: zu müde. »Es hängt von der Stimmung ab, ob man mit dem Material umgehen kann«, meint er. »Schade, dass ich mich nicht jeden Tag so richtig an die Arbeit machen kann. Ich muss zu viel wiederholen, um wieder in Schwung zu kommen. Diese Energie sollte man besser verwenden, um das Thema zu entwickeln.«

Die Pflegerin, die sein Bett macht, hört atemlos zu. »Unglaublich«, meint sie. »Wie ein Professor.«

Kurz darauf liegt auf seinem Schreibtisch folgende Notiz: ›Jeder Mensch wird mit Alzheimer geboren, woraufhin es sich weiterentwickelt.‹

»Wird jeder mit Alzheimer geboren?«, frage ich René.

»Wer sagt das?«

»Du.«

»Ich? Du machst Witze«, meint er. Als ich ihm seine Notizen zeige, sagt er verwundert: »Tatsächlich, meine Handschrift.«

Die Vorstellung, Demenz sei angeboren, ist gar nicht so verrückt. »Wir wissen heute, dass wahrscheinlich jeder Demenz bekommt«, sagt Frans Verhey, Professor für Neuro- und Altenpsychiatrie an der Uniklinik Maastricht. »Es geht nicht um die Frage, wer es bekommt, sondern warum es der eine früher bekommt als der andere. Jeder erkrankt an Demenz, wenn er nur alt genug wird.«

Man könnte sagen, Demenz ist die natürliche Endkrankheit des Menschen. Wenn man nicht an einer anderen Krankheit stirbt, steigen die Chancen, an Demenz zu erkranken. Je älter man wird, desto größer ist die Wahrscheinlichkeit. Der Prozentsatz demenzkranker Menschen unter 55 liegt bei 0,3 Prozent, bei 55- bis 59-Jährigen bei 0,4 Prozent und steigt auf 43,2 Prozent bei über 95-Jährigen.

Durch die Vergreisung nimmt die Zahl der Demenzerkrankten in raschem Tempo zu, denn die Menschen werden immer älter. Demenz wird bereits als graue Zeitbombe der reichen Länder bezeichnet. Man fürchtet, dass sie Krebs als Todesursache überrunden wird.

Weltweit leiden (2005) 24 Millionen Menschen an Demenz. 2040 werden es 81 Millionen sein. Alle sieben Sekunden kommt ein neuer Patient hinzu, wie die Untersuchungen der *Alzheimer's Disease International*, der Dachorganisation aller Alzheimer-Organisationen zeigen. Demenz tritt bei zahlreichen (mindestens 55) Krankheiten als Begleiterscheinung auf, ist jedoch in den meisten Fällen die Folge der Alzheimer-Krankheit.[7] Auf dem zweiten Platz folgt die vaskuläre Demenz, unter die alle Nicht-Alzheimer-Formen fallen, bei denen die Blutgefäße im Gehirn Abweichungen aufweisen, angefangen mit einer Reihe kleinerer Gehirnschläge bin hin zum Schlaganfall oder einer Gehirnblutung. Sechzehn Prozent der Demenzkranken haben vaskuläre Demenz. Bei sechs Prozent der Demenzkranken handelt es sich um Demenz im Zusammenhang mit Parkinson. Die Krankheitsbilder bei Demenz sind oft nicht voneinander zu unterscheiden. Es gibt Mischformen, zum Beispiel Alzheimer und vaskuläre Demenz. Und sie kommt in den besten Familien vor: Der ehemalige Präsident Reagan starb daran, die Schriftstellerin Iris Murdoch und auch die niederländische Prinzessin Juliana – deren Familie damit nicht an die Öffentlichkeit treten wollte. Aus Scham?

Erster Weihnachtsfeiertag, halb eins nachmittags. Exfrau Marijke, Sohn Camille, Schwiegertochter Jansi und die Zwillingsenkel Arjuna und Barati kommen zu Besuch. René lässt die Invasion gelassen über sich ergehen und schweigt. Dann macht er zumindest keine Fehler.

Marijke versucht dennoch, ein Gespräch anzufangen: »Wie schön du hier in Maastricht wohnst. Gefällt es dir hier?«

René schüttelt den Kopf und meint: »Ich mag die Art der Tilburger nicht.«

»Aber René, du wohnst in Maastricht«, meint Marijke überrascht. »Nicht in Tilburg.«

»Was?« Jetzt ist es René, der große Augen macht. »Aber Tilburg ist doch nicht dasselbe wie Maastricht, oder?«

Zweiter Weihnachtsfeiertag. René schlummert im ›Wohnzimmer‹ in einem Sessel. Auf seinem Schoß liegt ein Lehrbuch über die Funktionsweise des Gehirns. Über dem Lesen ist er eingeschlafen und schreckt auf. »Sind die Geschäfte heute geöffnet?«

Wieder im Zimmer beginnt René hin- und herzulaufen, die Hände auf dem Rücken. »Oh Leute, Leute, Leute.« Er weist auf die Papiere, die verstreut auf seinem Schreibtisch liegen. »Ich kann sie nicht mehr ordnen. Ich kann nichts mehr … Bei allem brauche ich Hilfe«, stöhnt er.

Das Weihnachtsmahl wird in seinem Zimmer serviert. Als Vorspeise Suppe. René kleckert, er wird missmutig. »Es dauert lange, bis man die Tasse leer hat. Früher war sie in ein paar Happen *verspatzt.*« Immer häufiger kommt er mit neuen Wörtern. »Es ist, als stottere ich, aber es ist etwas anders. Die Wörter stocken. In meinem Sprachvermögen ist ein Staubkorn«, erklärt er. Dieses Staubkorn ist bekannt als ›Aphasie‹: Eine Störung der Sprachfunktion. Je weiter die Demenz fortschreitet, desto größer werden die Kommunikationsprobleme. Die Tür zum Wortschatz im Gehirn klemmt. Man findet die richtigen Wörter nicht mehr.

Es läutet. Eine Pflegerin kommt und fragt, ob das Essen schmeckt. »Und kann ich noch etwas für Sie tun?«

René schaut sie mit eiskaltem Blick an. Nachdem sie gegangen ist, erklärt er: »In diesem Gebäude, in dem ich ein Arbeitszimmer miete, wird stichprobenweise kontrolliert, ob die Männer Damenbesuch haben.«

Er nimmt seine Papierserviette und faltet sie sorgfältig zusammen. »Ist noch etwas im Kasten?«

»Kasten?«

»Dem *Kühlkasten.*«

Da kommt das Hauptgericht. »Hoffentlich ist es nicht vergiftet. Die sind hier zu allem fähig.« Es ist heute ganz offensichtlich nicht Renés Tag. Er stopft die gefaltete Serviette in die Hosentasche und fährt fort: »Du müsstest sie einmal selbst miterleben, diese Schikanen der Schwestern. Fragt man etwas, wird man angeschnauzt. Jeder wird herablassend behandelt. Allein schon, wie sie die Leute anschauen.«

Der Nachtisch kommt. »Wenn der auf ist, möchte ich nach Hause.«

Abends nimmt er seinen Notizblock und schreibt: ›Alle Kleider mitnehmen!‹ Und: ›Stella: meine Miete NICHT vorausbezahlen.‹

›BADEN‹ prangt auf seiner Einkaufsliste. René sehnt sich nach einem wohlig warmen Bad. Eines Sonntagmittags fleht er Cees an, er möge doch für den nächsten Tag ein Bad organisieren.

Sie gehen zum Beobachtungsposten und bekommen ein »Nein« zu hören: keine Zeit.

René traut der Sache nicht. »Behalte es im Auge«, warnt er seinen Schwiegersohn. »Sie werden es trotzdem auf die Rechnung setzten.«

Abends ruft er mich mit folgender Frage an: »Wie spät ist es? Die Uhr funktioniert nicht.«

»Zehn vor halb sieben.«

»Warte, schnell aufschreiben. Wie spät noch mal?«

»Zehn vor halb sieben.«

»Wie viele Minuten dauert es noch, bis es acht ist?«

»Gut anderthalb Stunden.«

»Kann ich dich dann um acht anrufen, um zu schauen, ob es stimmt? Ich versuche mein Gedächtnis zu trainieren.«

Zur vereinbarten Stunde rufe ich ihn selbst zurück. Im Hintergrund höre ich den Fernseher. »Schaust du Sport?«

»Leider ja.«

»Nichts für dich.«

»Stimmt. Eislauf. Früher drehten sie noch schöne Pirouetten. Jetzt ist es langweilig.«

Das passiert, wenn man den Fernseher nicht bedienen kann. René ist von dem abhängig, was sein Besuch oder seine Pfleger anschalten – wenn sie denn überhaupt daran denken.

Am nächsten Morgen sitzt er völlig verstört in seinem Sessel. Er kann die Schlüssel nicht finden. Wir durchkämmen das Zimmer. Nichts. Ich schaue unter seinem Hemd nach. Da ist er.

René: »Aber sind es denn die richtigen Schlüssel?« Das Abenteuer Demenz scheint zum Albtraum zu werden. »Ich kann mir überhaupt nichts mehr merken.«

Er spitzt die Ohren. »Was höre ich da?« Leise Stimmen auf dem Flur. Vorsichtig öffnet er die Tür. Nichts. Kurz darauf hört er wieder etwas. Er schaut mich ängstlich an: »Ist die Tür auch richtig zu?«

Auf seinem Schoß liegt *Engelmagie*. Das kleine Buch ist in diesen Zeiten seine Bibel. »Ich habe angefangen, daran zu glauben«, meint er mit Tränen in den Augen. »Wenn nichts oder niemand mehr hilft, gibt es immer noch die Engel. In der Not kann man seinen Schutzengel anflehen.«

René hat mit seinem gelben Leuchtstift nahezu alle Sätze des Buches markiert. »Engel sind Hilfs-Arme – wortwörtlich, sie können einen zum Beispiel aus dem Wasser ziehen, wenn man am Ertrinken ist«, meint er begeistert. »Hilfs-Arme: die Hilfe Gottes. Da, wo man sie braucht, hat er ein Bataillon Engel aufgestellt.«

Er nimmt einen Schluck Kaffee und stellt die Tasse neben der Untertasse ab. »Es war in einer Zeit, in der ich mich nicht so gut fühlte. Ob es Engel nun gibt oder nicht, es funktioniert. Wollen wir mal annehmen, es gibt sie, und es nicht weiter analysieren. Manche Leute halten das für naiv. Das müssen sie selbst wissen. Ich finde, es hat seinen Reiz, über Gott, Computer, Engel und den Menschen nachzudenken. Ein Computer macht es nicht besser als jene lieben Engel. Was meinst du?«

»Klingt interessant«, sage ich.

»Zum Glück«, antwortet er. »Kennst du nicht jemanden, der das Buch lesen möchte? Denn es ist nicht Sinn der Sache, dass die Engel abgeschafft werden.«

Es passiert beim Mittagessen. Der gereizte Psychologe weigert sich, sich zu setzen. »So geht das nicht weiter. Ich kann so ab – Strich – so – Strich – lut nicht arbeiten. Ich höre auf.«

»Herr van Neer, setzen Sie sich doch«, versucht es die Pflegerin, die das Essen serviert. Nichts zu machen. René bleibt stehen und wird laut: »Sogar der Wohn- und Aufenthaltsort meiner Mitarbeiter wird verheimlicht.«

»Herr van Neer, es gibt köstliche Suppe.«

»Sie setzen den Ruf meines Faches aufs Spiel. Man macht meine Theorien lächerlich. Mein Beitrag wird ignoriert.«

»Setzen Sie sich doch bitte in aller Ruhe hin.«

»Ich will nicht sitzen, nicht essen! Ich kooperiere erst dann wieder, wenn ich weiß, was mit meinem Team ist.«

Einen Tag später sagt René: »Ich brauche Hilfe.«

»Was für Hilfe?«, frage ich ihn.

Er spreizt die Arme. »Möglichst gute.« Er schreibt in seinen Notizblock: ›Das Problem ist das Gedächtnis … Ich muss immer …‹ Und: ›Das Ein- und Ausschalten des Fernsehers, auch so eine Plage. Können wir nicht einen Plan für den sinnvollen Gebrauch des Fernsehers erstellen?‹ Oder: ›Lampen mit Druckschaltern sind kompliziert. Aber es gibt natürlich Schlimmeres.‹ Er hat nahezu alle praktischen Fertigkeiten verloren.

Er steht plötzlich auf. »Ein herrliches Bad.« Und verschwindet ins Badezimmer.

Kurz darauf kommt er völlig verstört wieder zurück, im Hemd und auf Socken. Bei genauerer Betrachtung erwies sich die Badewanne als Dusche. Er wollte sich ausziehen, kam aber nicht weit.

Als ich den Pullover wieder über seinen Kopf zwänge, murmelt René: »Ach, wie traurig. Wie im Kindergarten.« Und als ich seine Schnürsenkel binde: »Könnten wir nur unsere Hände tauschen. So etwas sollte im zwanzigsten Jahrhundert doch möglich sein.«

»Im einundzwanzigsten, Papa.«

»Gütiger Gott, schon wieder ein Jahrhundert vorbei?«

Genug geredet, wir wollen nach draußen. Auf dem Flur spricht mich eine kleine alte Frau an. Auf ihren Rollator gestützt, steht sie in der Tür eines der Zimmer. »Man hat gesagt, dass das mein Zimmer ist, aber ich erkenne die Sachen nicht. Ist das wirklich mein Zimmer?«, fragt sie mich.

»Sind Sie Frau Jansen? Ja? Dann ist das Ihr Zimmer, denn Ihr Name steht an der Tür.«

»Warum erkenne ich es dann nicht?«

»Sie hatten zwei Gehirnblutungen. Deswegen stockt Ihr Gehirn manchmal.«

Sie schüttelt mir dankbar die Hand. Aber wo ist René? Der irrt suchend durch den Flur.

Draußen fällt sein Blick auf das Schild am Eingang, auf dem in großen Buchstaben ALTEN- UND PFLEGEHEIM KOEPELHOF steht. »Schau«, meint René. »Ein Pflegeheim. Das versuche ich dir die ganze Zeit klarzumachen. Dort würde ich gern behandelt werden. Dort wird man zumindest gepflegt.«

# 5

## Unerwünscht

Bereits bei Renés erster Evaluation Mitte Dezember war klar, dass das Alten- und Pflegeheim Koepelhof seinen betagten Unruhestifter loswerden möchte. Der HVP meinte: »Auf der Station ist Herr van Neer hinsichtlich Gedächtnis und Verhalten unter allen Bewohnern im fortgeschrittensten Stadium. Er zeigt Fluchttendenzen und ist hin und wieder aufsässig. Manchmal verweigert er die Hilfe beim Waschen und Ankleiden.«

Anfang Januar 2004 kommt es abermals zu einem solchen Gespräch. »Wir merken, dass Sie hier nicht zufrieden sind. Sie möchten es, aber schaffen es nicht mehr. Das Problem ist, dass Sie weg wollen, nach draußen, aber das ist gefährlich«, meint der beratende Heimarzt, der René mit der Stationsleiterin aufgesucht hat.

»Mir fehlt nichts anderes als das Gedächtnis«, sagt René beleidigt. »Und das ist schon schlimm genug.«

»Sie haben schon einmal die Bahngleise überquert.« Die Bahngleise, die am Heim vorbeiführen. »Sie finden nicht mehr allein zurück«, zählt der Arzt auf. »Viele Stunden sind nicht abgedeckt«, womit er meint: Die Stunden, in denen er seinem Schicksal überlassen ist. Zu mir: »Und Sie können auch nicht immer hier sein.«

Wir sollen uns auf die Suche nach einem reinen Pflegeheim machen. Dort gibt es mehr Personal. Ein Heim, dessen Türen mit Geheimzahlen gesichert sind, damit die Bewohner nicht allein nach draußen können. Ein neuer Ort für René, während er den letzten Umzug noch gar nicht richtig verkraftet hat? »Das kann nicht Ihr Ernst sein!«, sage ich entsetzt. Hatte man uns nicht versichert, er könne hierbleiben und im Falle einer Zustandsverschlechterung in den fünften Stock wechseln? Zwar auch eine ›geschlossene Station‹, aber im gleichen, vertrauten Gebäude. Wer hätte ahnen können, dass der taufrische Bewohner, der bis vor kurzem noch allein wohnte, innerhalb weniger Monate reif ist, eingesperrt zu werden?

Bei näherer Betrachtung handle es sich bei Herrn van Neer um einen »zu schweren Fall«. Im fünften Stock lebten dreizehn Patienten in Eintracht miteinander. Er würde die Ruhe stören.

»Solche Versprechungen muss man sich immer schwarz auf weiß geben lassen«, hatte mich bereits eine Insiderin in Sachen Pflegeheimen gewarnt. Sie kenne »so viele Fälle, denen versprochen wurde, sie dürften bleiben. Aber wenn sie dann Probleme machen und die Medikamente nicht anschlagen, werden sie abserviert.«

René hinter Schloss und Riegel? Jetzt schon? »Es gibt leider keine andere Lösung. Herr van Neer versucht ständig wegzulaufen.«

Was nun? »Ein neuer Umzug muss ihm so lange wie möglich erspart bleiben«, halte ich ihnen vor. »Ich versuche, auf eigene Kosten jemanden zu finden, der ihn zusätzlich stundenweise betreut. Seine Depressionen lassen sich vielleicht mit Antidepressiva abschwächen.«

Die Stationsleiterin ist einverstanden. Ihrerseits will sie dafür sorgen, dass schnell ein ›Stufenplan‹ erstellt wird. »Wir werden ihn beobachten, analysieren und schauen, in welchen Situationen er zusätzlich betreut werden muss. Dann können Sie sich danach richten«, meint sie.

Trotzdem wird das RIO eingeschaltet. Es soll beurteilen, was für René das Beste ist. Eile ist geboten. Wir bekommen einen Monat Zeit, René einen erneuten Umzug zu ersparen.

Sein Hausarzt verschreibt ihm Antidepressiva. Ich setze eine Anzeige in die Zeitung. »Betreuer/in gegen Vergütung gesucht«. So machen wir Bekanntschaft mit der Studentin Lieke. Sie begleitet René zur Bibliothek und zum Supermarkt. Er glaubt, sie mache bei ihm ein Praktikum. »Ich denke, sie ist für das Studium sehr geeignet, doch ich bedaure, dass sie von mir betreut wird.«

Jean, ein anderer ›Privatbegleiter‹, bringt René regelmäßig nach Someren, damit er Marijke, seinen Sohn, seine Schwiegertochter und die Enkel sehen kann. Auch seine Brüder, Schwägerinnen und Schwestern kommen zu Besuch.

Wird es funktionieren?

Bei der Evaluation fragte man René nicht nach seiner Meinung. Schade, denn als »Psychologe mit Demenz« sieht er das Pflegesystem äußerst kritisch. Er hat seine Kritikpunkte sogar zu Papier gebracht:

1. Keine Beachtung In-di-vi-duum.
2. Mangel gute Be-hand-lung.
3. Arbeitsgruppen zu schwierig.
4. Notwendig: So-zial-arbei-ter für Unterstützung praktische Dinge.

René erläutert: »Die Programme sind gut, aber ohne Einverständnis des Klienten sind sie nutzlos.« Das sagte er früher – und in besseren Zeiten.

Ende 1999. René war noch klar im Kopf. Er schrieb einen sechzehnseitigen Artikel über die mangelhafte Qualität in der Altenpflege. Es sollte seine letzte ausführlichere Untersuchung sein. Monatelang hatte er Sekundärliteratur zum Thema gewälzt. Er schickte mir seine Befunde mit der Mitteilung: »Interessant genug für eine Kolumne?«

»Wir wissen jetzt endlich, was ein gutes Pflegesystem ausmacht, aber folgen die Entscheidungsträger diesem neuen Denken?«, schrieb René in seiner Einleitung. Nachweislich sei »das gegenwärtige Pflegesystem in vielen Fällen von mangelhafter Qualität«. Der Hilfsbedürftige komme »als Person ungenügend zu seinem Recht«.

»Als Person ist man ein einzigartiges und zu respektierendes Individuum mit Eigenverantwortung, (Selbst-)Erkenntnis, und auf vielerlei Gebieten weit reichenden Möglichkeiten, kurz, man ist sein eigener Herr«, schrieb er weiter. »Es scheint also logisch, dass Menschen, die Pflegehilfe in Anspruch nehmen, auch die Möglichkeit bekommen müssen, sich selbst in den Ablauf und die Form der Pflege einzubringen: Das Ziel ist, Betreuung und Pflege für alle Beteiligten optimal zu gestalten. Aber die Praxis sieht anders aus.« Die Praxis bezeichnete er als »Standardhilfe. Keine maßgeschneiderte Hilfe also«.

Vier Jahre später erlebt René diese Standardhilfe am eigenen Leib. Im Alten- und Pflegeheim Koepelhof herrscht ein unumstößliches Regime. »Der reinste Gruppenterror«, meint er. Der einst so selbstständige Mann findet sich in einer Kinderkrippe wieder. Woher stammt dieses Modell, das es im ganzen Land gibt?

Demenzkranke wurden erst nach und nach in Gruppen untergebracht. Mit der steigenden Zahl der Demenzerkrankten im Pflegeheim sei man allmählich vor großen Problemen gestanden, erläutert Heimleiterin Mia van Roosmalen: »Bei drei, vier, fünf oder sechs Demenzkranken auf einer Station hat man alle Hände voll zu tun. Man muss sich ihnen den ganzen Tag über widmen: Wo bin ich, was soll ich machen, Hilfe! Sie brauchen Struktur und Aufsicht, sonst irren sie umher. So entstand die Idee: Wenn man sie zusammen an einen Tisch setzt und sie beschäftigt, ist das Problem gelöst. Doch das ist ein Trugschluss: Eine oder zwei Pflegekräfte können sich nicht um acht oder zehn ganz unterschiedliche Individuen gleichzeitig kümmern.«

Welche Untersuchungen gibt es eigentlich über die Qualität der Beschäftigungen für Demenzkranke? Leider nur wenige. Die Pflegeheime haben meist gute Absichten, doch sie berücksichtigen zu wenig, dass Demenzkranke nicht mehr abstrakt denken können. Die Experten sagen: Sorgt dafür, dass Demenzkranke etwas Praktisches zu tun haben. Aber was wirklich funktioniert, weiß niemand: Der Löwenanteil des Etats für Demenzforschung wird für medizinische oder biologische Untersuchungen ausgegeben, beispielsweise für Ursachenforschung und Prävention. Für die Erforschung des Umgangs mit Demenzkranken bleibt kaum mehr etwas.

Februar 2004. Die Arbeit des Krisenstabs scheint erste Früchte abzuwerfen. René singt sogar hin und wieder ein Lied. Eines Mittags summt er »Tulpen aus Amsterdam«. Den Text hat er vergessen, aber er weiß noch, wovon das Lied handelt: »Von einer Frau, die mit Blumen durch ein Amsterdamer Viertel geht.« Begeistert: »Schreib zehn auf. Das ist eine schöne runde Zahl. Ich will nur noch Leute um mich haben, die nicht falsch singen und nicht meckern.«

René fühlt sich besser. »Herr van Neer hat in der letzten Zeit ein besseres Zeit- und Ortsgefühl.« Und: »Er ließ sich heute Morgen bereitwillig versorgen.«

Eines Tages kommt er mir aufgeweckt entgegen. Die Schlüssel trägt er nicht um den Hals, doch es scheint ihn nicht zu kümmern. René will losziehen. »Lass uns etwas unternehmen. Heute ist der ideale Tag dafür«, sagt er und grinst.

Als wir sein Zimmer verlassen, schielt er auf die Wäschesäcke, die wieder zum Abholen bereitstehen. Diese Säcke faszinieren ihn. Eine halbe Stunde später sagt er: »Eigentlich müsste auf dem Flur ein Überlebensbeutel stehen. Für den Notfall, wenn man uns evakuieren muss.«

Auf der Straße klingelt mein Telefon. Eine Bekannte möchte wissen, wann ich komme. »Wenn ich hier fertig bin, komme ich zu dir«, meine ich.

»Kommst du zu mir?«, fragt René.

»Papa, ich telefoniere.« Ich zeige auf mein Handy, aber René scheint es nicht zu verstehen.

»Muss ich jemanden anrufen?«, fragt er.

»Wie geht's dir?«, fahre ich mit meinem Telefongespräch fort.

René: »Prima.«

»Wann sollen wir uns treffen?«

»Treffen? Wir sind doch schon zusammen.«

Im Bibliothekscafé genießt er seinen Kaffee mit Kuchen. »Ich bin froh, dass ich nicht mehr arbeiten *muss*. Es ist ein bisschen wie Urlaub«, sagt er zufrieden.

Auch seine Pflegerinnen freuen sich über die Veränderungen. Eine von ihnen spricht mich eines Vormittags an: »Ich habe Ihren Vater heute Morgen geduscht. Sein Haar und seinen Bart gewaschen. Er fand es herrlich.«

Wo bleibt der versprochene ›Stufenplan‹, damit wir wissen, welche Aktivität zu welchem Zeitpunkt für René geeignet ist, und zusätzlich jemanden zur Betreuung organisieren können? Einen ganzen Monat nach dem Gespräch überreicht mir sein HVP voller Stolz eine DIN-A4-Seite. Was ist das Problem? »Herr van Neer lässt sich morgens nicht immer versorgen.« Den Kontrollverlust erfährt er als bedrohlich. Folge: »Er ist manchmal unrasiert und ungewaschen. Unruhe, Widerstand, Ärger.«

Gewünschte Maßnahme: »Er wird einmal pro Woche donnerstags gebadet.« Und: »Ihn freundlich und respektvoll behandeln – und ruhig.«

Ergebnis: »Er fühlt sich ernst genommen.«

»Im Stufenplan ist zu lesen, dass es morgens ein Pflegeproblem gibt. Aber wie ist es abends?«, frage ich den Pfleger.

Er antwortet: »Abends? Das weiß ich nicht, denn dann bin ich nicht hier.«

Darf René tatsächlich einmal pro Woche baden, wie empfohlen? Wir fragen seinen HVP. »Tut mir leid. Für zwei Stationen steht nur eine einzige Badewanne zur Verfügung«, meint er. »Manchmal geht es nicht, weil jemand krank ist.« Es sei kein böser Wille, versichert er uns: »Einsparungen. Und uns wird die Arbeit durch die Bürokratie erschwert.«

Pflegekräfte von Demenzpatienten verwenden etwa zwanzig

bis dreißig Prozent ihrer Zeit für Verwaltung, obligatorische Besprechungen und die Ausführung von Bestimmungen. Wie sieht die moderne Bürokratie im Versorgungssektor aus? Van Roosmalen: »Immer mehr Regeln. Qualität wird gemessen, indem man Bestimmungen erlässt. Die Regierung rief vor Jahren eine Kommission ins Leben mit dem Ziel, die administrative Belastung im Pflegesektor zu verringern. Aber das Gegenteil ist eingetreten. Ich schätze, dass sich der bürokratische Aufwand innerhalb von zehn Jahren verdoppelt hat. Noch mehr Kontrollen, noch mehr Formulare. Wir werden behandelt, als seien wir Betrüger, als setzten wir nicht die richtigen Leute ein. Und so muss jede Minute dokumentiert werden. Wir müssen wirklich über jedes einzelne Produkt Rechenschaft ablegen. Und das hat Auswirkungen auf die unterschiedlichsten Bereiche.« Sie zählt auf: »Die Feuerwehr mit ihren Kontrollen; jährliche Schulungen für Coachingarbeit in Betrieben; die jährliche Risikoinventur für die Kassen und eine Auflistung von Maßnahmen zur Qualitätssicherung. Küche, Ernährung, Hygiene: jeden Tag stundenlange administrative Arbeit. Das Messen, Festlegen und Kontrollieren der Pflegepläne, die Gespräche mit der Familie, die Minutenverwaltung: dass Frau Soundso eine Stunde Pflege erhält plus Nachweis, dass sie diese Stunde tatsächlich bekommt. Gesprächsnotizen, zum Beispiel von multidisziplinären Zusammenkünften. Protokolle, wirklich alles muss in Form von Protokollen festgehalten werden. Und man muss beweisen, dass Beschlüsse ausgeführt werden und dass sich die Pflegekräfte daran halten.«

Ständig stehe eine neue Instanz auf der Matte. Das Gesundheitsamt schicke zum Beispiel lange Fragebögen. Kontrollinstanzen, die prüfen, ob alles richtig ausgefüllt werde. Restlos alles werde kontrolliert: Legionellenprävention, HACCP[8], sogar jemand von der Buma, die in den Niederlanden die Wahrung der Autorenrechte beaufsichtige, komme vorbei: Wie oft werde den Bewohnern ein bestimmter Film gezeigt? »Da kommen sogar Leute, die kontrollieren, ob ich in meinem Büro ein Radio stehen habe, denn dafür muss man bezahlen«, spottet van Roosmalen. »Es gibt kaum eine Instanz, mit der wir nicht zu tun haben. Jede für sich hat das Recht, uns zu kontrollieren.« Und das machten sie auch.

Der Pflegesektor (ebenso wie die Bereiche Erziehung, Wohnungswesen und Arbeit) leiden – so der Wissenschaftsrat der Regierung WRR – »unter einem erdrückenden Berg von Aufsicht und Reglementierung«, was zur »Verschwendung von Geldern und nur mittelmäßigen Ergebnissen« führe und »wirklichen Leistungen für Bürger, Klienten und Patienten im Wege« stehe. Die Empfehlung des Wissenschaftsrats: »Mehr Handlungsspielraum für die jeweiligen Einrichtungen, damit diese ihre Arbeit nach eigenem Ermessen verrichten können.«

Es gibt Tage, an denen die Demenz René weniger Streiche spielt. Dann kommt es in seinem Kopf kaum zu ›Kurzschlüssen‹. Eines Mittags im Supermarkt kann René mühelos zeigen, welche Kekse er bereits hat. An der Kasse zückt er selbstsicher seinen Geldbeutel. »Ich wette, dass es einundvierzig Euro kostet«, kichert er.

»Dann stünde hier kein einziger Kunde mehr«, entgegne ich.

Die Kassiererin lacht. René ist in seinem Element. »Das Leben ist herrlich«, meint er, als wir den Supermarkt verlassen.

Im Heim winkt René mit einem Pfefferkuchen. »Eine verrückte Geschichte«, meint er lachend. »Der lag einfach so in meinem Briefkasten. Werbung vom Pfefferkuchenhersteller?«

René beginnt wieder aufzuräumen. Wie schon in Tilburg verbringt er seine Tage am liebsten damit, Ordnung zu schaffen. Sorgfältig stapelt er alte Zeitungen neben der Tür, schneidet das Fernsehprogramm aus einer Zeitschrift, auch wenn der Apparat »Abrakadabra« ist. Kramt in der Kochecke herum, stopft ein Marmeladenglas in die Schublade und studiert ausgiebig den Inhalt seines Kühlschranks. »Ich habe gestern etwas gefuttert«, meint er. »Kann das noch *ausgefuttert* werden?« Im Kühlschrank steht noch der Rest seines Fleischsalats. Den schafft er noch. »Hast du einen Salzstreuer? Und wie wärmen wir es auf?«

»Salat isst man kalt«, sage ich.

Er verdeutlicht: »Wie wärmt man normales Essen auf?«

»In der Mikrowelle.«

Das habe er gemeint. »So eine Welle brauchen wir.«

»Okay, morgen kaufen wir eine Mikrowelle.«

Sein Blick fällt auf meinen Kassettenrekorder. »Was ist das?«

»Ein Kassettenrekorder.«

»Aha, die Fernbedienung.« Er nimmt das Gerät und stellt sich damit vor den Fernseher. Enttäuscht setzt er sich wieder. »Welchen Tag haben wir heute?«

»Mittwoch.«

»Oh, Mittwoch ...«

»Mittwoch, den 18. Februar 2004.«

»Was hast du gesagt? 2002?«

»2004.«

»Und was ist zwei-Strich-null null acht, zweitausend acht-Strich-vier?«

»2004 ist die Jahreszahl.«

»Oh, das ist mein Alter?«

»Nein, die Jahreszahl. Du bist 1925 geboren. Jetzt haben wir schon 2004. Stell dir vor, wie lange du schon lebst.«

»2004 ... ist es nicht zweitausendvierhundertfünf oder so?«

»Nein, wir haben 2004. Und das schreibt man so.« Mit großen Buchstaben schreibe ich 2004 auf einen Zettel. »Schau, zweitausendvier.«

»Dreitausendvier«, sagt er mit einem Grinsen.

»2004, das Jahr, in dem wir jetzt leben«, beharre ich. »Letztes Jahr hatten wir 2003 ...«

»Oh.«

»Und nächstes Jahr ist 2005.«

»Sehr interessant das alles, aber warum erzählst du mir das?«

»Du fragtest doch selbst, welchen Tag wir haben.«

»Stimmt. Das kommt daher: Ich bringe manchmal die Zeiten durcheinander. Das hat auch witzige Seiten: Manchmal genieße ich dreimal denselben Tag. Aber du erwähnst so viele Zahlen, dass mir ganz schwindlig wird.«

Ich verspreche, ihm nicht wieder mit einem Overkill an Zahlen zur Last zu fallen, woraufhin er meint: »Sehr gut. Dann sind wir beide glücklich und zufrieden, akkurat und zielgerichtet.«

Am Karnevalsmontag stürzen wir uns ins Festvergnügen. Kinder in silbernen Westchen und geschminkten Gesichtern, die Eltern mit Krawatten in den Karnevalsfarben Rot, Grün und Gelb. Ältere Frauen mit violetten Perücken und Sambatänzer, Rauch speiende Umzugswagen, Frauen mit weißen Schmetterlingsbrillen, ein maskiertes Mädchen, das ein Räucherstäbchen raucht, und viel Bier. »Der Tilburger ist eine Tonne voller Bierfässer«, meint René.

Er fährt fort: »Es ist lange her, dass ich so Karneval gefeiert habe. Ich glaube, dass ich Cowboy war. Das war was für einen Jungen … Schade, dass wir nicht immer so herumlaufen. An Karneval sieht die Stadt fröhlich aus.« Er zeigt auf ein paar junge, kostümierte Männer, die Trommeln schlagen. »Das ist typisch für die Tilburger. Da treffen sich ein paar im Viertel und dann formieren sie sich sofort zu einem Fanfarenzug.«

Voller Begeisterung gehen wir unbekümmert eine Treppe hinunter. Schon nach den ersten Schritten gerät René ins Stolpern. »Papa!« Ich halte ihn, doch gemeinsam fallen wir einige Stufen tiefer. Er schnappt nach Atem, rudert mit den Armen und versucht, sich am Geländer festzuklammern. Vergeblich. Wir taumeln weiter, bleiben einige Sekunden stehen, aber dann kippt René nach vorne und wir poltern weiter.

Verdutzt, atemlos, aber unversehrt stehen wir unten. René: »Das war ein ziemlich gewagter Plumps.« Monate später noch macht er um die Treppe einen weiten Bogen: »Die steigen wir nicht mehr hinab. Da haben wir doch plumps gemacht!« An die Einzelheiten kann er sich nicht mehr erinnern, aber was mit Emotionen verbunden ist, bleibt auch bei einem Alzheimerpatienten hängen.

Am nächsten Tag beweist die Nottaste wieder ihre Dienste. »Unangenehm, am Telefon darüber zu sprechen, aber ich muss schon seit Stunden auf die Toilette … und ich weiß überhaupt nicht … ich kann doch nicht einfach jemanden beim Schlafittchen packen und sagen: ›Bring mich aufs Klo.‹«

»Die Toilette ist in deinem Zimmer«, kläre ich ihn auf.

»In meinem Zimmer?«

»Ja, da, wo du jetzt bist. Im Zimmer siehst du eine Spüle. Gegenüber ist eine Tür mit einem Schild: WC. Öffne die Tür und dort findest du die Toilette.«

»Moment.« René macht sich auf die Suche – keine einfache Sache. Er muss versuchen, sich meine Anweisungen zu merken und die Tatsache, dass ich noch am Telefon bin.

»Entdeckt! Du bist ein Engel!«

Wie schafft er das nur?

Eine spannende Woche bricht an. Am Mittwoch, dem 25. Februar, wird eine Dame vom RIO beurteilen, ob René auf eine PG, eine geschlossene psychogeriatrische Station, eingewiesen wird. Am frühen Morgen bereite ich ihn vor: »Gleich kommt eine Frau und fragt, wie es dir geht. Dann musst du sagen: ›Mir geht es gut, sehr gut‹«, schärfe ich ihm ein.

René: »Ich habe den Eindruck, dass es wichtig ist.«

»Richtig. Von diesem Gespräch hängt viel ab.«

»Mir geht es gut«, übt er angespannt. »Mir geht es sehr gut … welcher Verein kommt zu Besuch, hast du gesagt?«

»Das RIO.«

»Wenn ich mich nicht irre, bin ich da Mitglied. Aber ich habe lange nichts mehr von denen gehört.«

Ich erkläre ihm die Strategie: »Wenn du nicht weißt, was du

sagen sollst, schaust du mich an und dann antworte ich. Sonst musst du auf eine geschlossene Station.«

Nimmt er den gleichen Weg wie seine Mutter? Auch sie hatte Alzheimer und wurde im Maastrichter Pflegeheim Klevarie gepflegt. Das Haus ist ein Reservat für Demenzkranke. 168 Bewohner, etwa 33 pro Station. Räume, in denen jeweils vier Personen ›wohnen‹. Pinnwand über dem Bett, Nachtschränkchen daneben.

Alles wurde ihnen genommen. Die paar Sachen, die sie behalten durften – Fotos und Karten der Enkel – liegen in einem kleinen Korb, mit dem sie tagsüber verwaist herumirren.

Seine Mutter wurde beim Essen zu wenig betreut. Sohn Leon und Tochter Mia kamen mittags und abends, um sie zu füttern. Sonst hätte seine Mutter nicht so lange gelebt. René ins Klevarie? Niemals! »Du musst sagen, dass es dir gut geht«, wiederhole ich immer wieder.

René: »Ich habe es verstanden, aber man kann kaum behaupten, hier sei alles in Ordnung … Das wäre zu viel der Ehre für dieses Internat. Man muss selbst etwas unternehmen, sonst passiert gar nichts.«

Gegen elf erscheint die Mitarbeiterin des RIO. Sie ist um die 50, hat blondierte Haare, trägt einen dunklen, weiten Rock mit einem Pullover und schwarze Stiefeletten. Sie lässt sich auf den Stuhl an Renés Schreibtisch fallen. Auch sein HVP und Cees sind mit von der Partie. Was für ein Auflauf! René ist schon jetzt erschöpft.

Sie öffnet resolut ihre Tasche, nimmt einen Notizblock heraus, legt Renés Akte auf ihren Schoß und zückt ihren Kugelschreiber. »Wie geht es Ihnen, Herr van Neer?«

»Mir geht es gut.«

Sie schaut mich an. »Wirklich?«

Ich erkläre die Situation. Das RIO wurde eingeschaltet, als es René schlecht ging. »Man hat unterschätzt, was der Umzug für ihn bedeutet«, sage ich zu ihr. »Außerdem wird er hier nicht ausreichend versorgt. Dank der zusätzlichen Hilfe, die wir organisiert haben, geht es ihm mittlerweile wieder recht gut.«

»Kann er sich denn orientieren?« Zu René: »Wo sind Sie im Moment?«

Er schaut mich fragend an.

»Koepelhof!«, rufe ich schnell.

»Es ist nicht Sinn der Sache, dass Sie vorsagen«, weist sie mich zurecht.

»Aber auch nicht, dass Sie eine Prüfung abnehmen«, entgegne ich.

»Ich möchte sehr wohl sein Orientierungsvermögen testen.«

»Gibt es nicht wichtigere Dinge? Die Bewohner werden nicht ausreichend betreut.«

Sie schüttelt den Kopf. »Unmöglich. Dafür haben sie einen Etat. Koepelhof ist verpflichtet, hinreichende Versorgung zu gewährleisten.«

Der HVP kann sich nicht länger zurückhalten: »Ich muss mich momentan um neun bis zehn Bewohner kümmern. Das ist kaum zu schaffen. Da ist eine Frau mit einem Katheter, den sie noch monatelang haben wird. Ich muss mit ihr zum Krankenhaus. Und für die anderen habe ich Dutzende von Dingen zu erledigen.«

Sie: »Dafür bekommt ihr Geld.«

Er: »So viele Bewohner mit so wenig Personal. Wenn ich mit einem spazieren gehe, was passiert dann mit den anderen?«

Sie: »Koepelhof muss Qualität liefern! Ende der Diskussion.«

Er: »Aber dafür braucht man Geld.«

René: »Ich mag die Tilburger nicht.«

Sie schreckt auf und meint: »Herr van Neer, dieser Prozess lässt sich nicht aufhalten. Ihr Urteilsvermögen wird immer weiter nachlassen. Sie waren jahrelang Psychologe, haben Krankheitsbilder beschrieben. Jetzt sind Sie der Patient. Vergessen Sie das nicht. Sie werden nie wieder gesund.«

René: »Da kann ich Ihnen nicht zustimmen. Es ist gerade eine Chance, dass ich nun die andere Seite erlebe. Man muss die Sache umdrehen: Es ist eine fröhliche Krankheit. Wenn man es so sieht, wird man munter und heiter. Dann kann man etwas damit anfangen.«

»Nun gut, gefällt es Ihnen hier?«, fragt sie schließlich.

»Positive Stimmen und Entwicklungen«, antwortet René. »*Never change a winning team*. Was soll ich sagen? Es geht sehr, sehr gut.«

Die ›Einweisung auf eine geschlossene Station‹ ist vom Tisch. »Und beim nächsten Mal nicht gleich das RIO einschalten!«, warnt sie uns. Davor werden wir uns bestimmt hüten.

## 6

# Einbrecher am Bett

März 2004. René hängt schon früh an der Strippe: »Hier ist dein lieber Vater. Ich bin fertig. Was steht auf dem Programm?«

Heute bringt ihn sein Privatbegleiter Jean nach Someren. Wie immer trinken sie zuerst in seinem Zimmer Kaffee. »Haben Sie gut gefrühstückt?«, eröffnet Jean das Gespräch.

René denkt nach. Er schüttelt den Kopf. »Nein, ich musste leider auf die Brotschnitten von gestern Abend zurückgreifen.«

»Hatten Sie ein glückliches Leben?«, fragt Jean weiter.

»Ich hatte glückliche Jahre mit Marijke, die so wunderschön dichten konnte, und den Kindern.«

»Sind Sie hier in Koepelhof auch glücklich?«

René macht ein bedenkliches Gesicht. »Das Problem ist das Gedächtnis. Es will nicht mehr. Man erzählt etwas und mittendrin weiß man nicht mehr, worüber man redet. Das Gedächtnis funktioniert nach bestimmten Gesetzen. Also denkt man: So mache ich es, Schritt a, b, c …, aber diese Gesetze sind nicht mehr in Kraft.«

Er nimmt einen Schluck Kaffee, stellt die Tasse neben der Untertasse ab und fährt fort: »Ich habe es natürlich kommen sehen. Meine Mutter hatte es auch.«

»Und Ihr Vater?«

»Der lebt noch, oder nicht?«

»Wie alt ist er?«

»Ja, wenn ich das wüsste … 95?«

»Haben Sie Geschwister?«

»Nein. Die haben wir schon lange nicht mehr, neue eben.«

»Wie viele Kinder haben Sie?«

»Das weiß ich nicht mehr. Das müsste ich im Familienbuch nachschauen.«

Im Auto meint René: »Die Sache ist natürlich die: In Tilburg muss man sich irgendwie arrangieren.«

»Haben Sie etwa in Tilburg studiert?«, fragt Jean hinter dem Steuer.

»Das weiß ich nicht mehr«, meint René. »Aber wohin fahren wir?«

»Nach Someren.«

»Kennen Sie den Weg?«

»Wie meine Westentasche.«

»Und wo ist Stella?«

»Sie sitzt hinter Ihnen.«

Gegen halb 12 stehen wir vor dem Haus, in dem René mit Marijke, Sohn Camille und mir gewohnt hat und das er in den Siebzigerjahren verließ, um eine andere Frau zu heiraten. Aber auch diese Ehe endete mit der Scheidung. René zog daraus den Schluss, er sei für die Ehe nicht geeignet. Er hätte sich besser mit der Wissenschaft vermählen sollen.

Aber an all das erinnert sich René nicht mehr, als er durch den Garten zur Haustür geht. Traurig: »Warum haben Marijke und ich uns nur getrennt? Soweit ich weiß, war keine andere Frau im Spiel.«

Marijke kommt ihm entgegen. René, überrascht: »Wohnst du hier?« Und als der Kaffee eingeschenkt ist: »Was ist eigentlich der Sinn dieser Zusammenkunft?«

Marijke sitzt in ihrem roten Armsessel. Sie trägt einen ihrer Limericks vor:

*Ein lesbisches Huhn aus Bovenakker,*
*wollte den Hahn nicht als Macker.*
*»Er kräht stets am Morgen«,*
*sagte sie voller Sorgen,*
*»doch ein Huhn steht mehr auf Gegacker.«*

René hört aufmerksam zu. »Zu welcher Tageszeit fällt dir am meisten ein?«, fragt er sie.

»Nachts. Dann liege ich wach und denke an Ortsnamen, denn um sie herum muss man die Verse stricken.«

Mit zitternden Händen nimmt er einen Löffel Eis von seinem Schälchen. »Pass auf, nicht kleckern!«, warnt ihn Marijke.

»Dann bekommst du eben einen Hund zum Geburtstag«, meinte René trocken. »Problem gelöst.«

Marijke gibt noch einen Limerick zum Besten, und dann hat auch René Lust zum Dichten bekommen. Er setzt sich mit einem Notizblock an den Tisch und beginnt zu schreiben. Eine halbe Stunde später hat er drei Seiten voll geschrieben.

*»St. Pieter, ein Dorf mit vielen Leuten,*
*will endlich mal die Glocke läuten.«*

Und das achtmal, mit der Variante:

*»Maastricht, eine Stadt mit vielen Leuten,*
*will endlich mal die Glocke läuten.«*

Als ich einen Blick über seine Schulter werfe, sagt er leise: »Mach du es bitte fertig.«

Marijke hält seine Hand. »Die Erinnerungen liegen auf dem Grund deines Gedächtnisses, wir holen sie wieder herauf«, meint sie aufmunternd. »Weißt du noch, wie wir uns kennen gelernt haben? Ich wohnte in Gendt und arbeitete als Sekretärin im Gebäude des Gemeindeinstituts für Angewandte Psychologie am Berg-und-Dalse-Weg. Du wohntest in Nimwegen und arbeitetest im gleichen Gebäude, als Hauptassistent von Professor Gielen, der später Minister wurde, und Professor Strasser und Calon. Weißt du noch?«

»Ja.« Es klingt nicht sehr überzeugend.

»Du hast Studenten betreut und Pädagogik im Fernstudienzentrum Culemborg gelehrt. Dort warst du auch in der Prüfungskommission.«

»Oh.«

»Du sahst sehr gut aus. Ich habe mich sofort in dich verliebt. Mir gefielen deine schönen, behaarten, erotischen Arme. Du nanntest sie ›Affenarme‹. Du warst intelligent, bescheiden, schüchtern und in dich gekehrt. Ich dachte: ›Ich werde diesen Mann auftauen.‹ Vor allem deine Bescheidenheit zog mich an. Und deine Schlichtheit: Du hast um Äußerlichkeiten und Zierrat nichts gegeben. Du meintest: ›Je größer der Kronleuchter, desto kleiner der Bücherschrank.‹«

»Ja?«

»Wir zogen nach Leiden und du wurdest Hauptassistent von Professor Chorus. Er bot dir an, Dozent zu werden.«

»Oh.«

»Aber du wolltest nicht im Team arbeiten.«

»Wollte ich nicht?«

»Wir zogen nach Haarlem, wo du als Schulpsychologe von einer Praxis aus im Kanaupark gearbeitet hast. Erinnerst du dich noch?«

»Hm …«

»Wir zogen nach Brabant, denn du mochtest die Leute im Westen nicht. Du hast beim OCGH in Helmond gearbeitet.«

René: »Wo?«

»Beim OCGH, *Onderwijskundig Centrum Gewest Helmond*[9].«

»Oh.«

»Weißt du noch, wer Edmée ist?«

Er schweigt. Edmée ist ihre jüngste Tochter. Sie starb an Leukämie. »Edmée lebt nicht mehr«, meint Marijke traurig.

Keine Reaktion. Plötzlich sagt René: »Du machst schöne Verse.«

»Ich habe auch Lieder für die Silberhochzeit deiner Eltern geschrieben. Lieder für die Mitarbeiter der Zementindustrie Enci.«

»Ja?«

»Dein Vater ging regelmäßig mit unseren Kindern auf dem Sint Pietersberg spazieren.«

»Ja?«

»Kennst du das Wort ›Opportunist‹ noch?«, versucht sie.

»Fortunist?«

»Kennst du noch Vincent Grummer, Tante Nel, Tante Marie?«, fährt sie unbeirrt fort.

René: »Die kenne ich!« Er lacht.

Marijke: »Kennst du Rolduc noch?«

Er schnellt hoch: »Das Internat!« Rolduc: ehemaliges Internat und Seminar in Kerkrade, das Priesterseminar des Bistums Roermond. Dort war René fünf Jahre lang auf dem Gymnasium.

Marijke: »Du hast die Zeit in Rolduc als verlorene Jahre bezeichnet. Das starre und unbarmherzige Regime der Pater. Ihr musstet im Gänsemarsch durch die Gänge laufen, damit es nicht zu ›unerwünschten Freundschaften‹ kam. Aber die Pater hätten unerwünschte Intimitäten mit manchen Schülern, erzähltest du bitter. Der obligatorische Gang zur Kirche. Der einzige Vorteil der Messen war die Musik. Dort lerntest du die Matthäuspassion kennen. Du warst sofort hingerissen.«

Sein Gesicht verfinstert sich. Er meint: »Es war nicht angenehm in Rolduc.« Anderes Thema.

Als wir wieder in Koepelhof sind, nehmen wir den Aufzug in den dritten Stock. »Ich habe tatsächlich das Gefühl, nach Hause zu kommen«, meint René, als er aus dem Fahrstuhl steigt. »Die Verschlechterung meines Gedächtnisses hat sich stabilisiert. Wenn es so bleibt, ist es in Ordnung.«

Die Stationsleiterin spricht mich an. »Ich habe auf dieser Station noch nie erlebt, dass es mit einem Patienten bergauf geht«, meint sie. »Aber Ihr Vater macht Riesenfortschritte.« Wie lange noch? Der Demenzprozess lässt sich nicht aufhalten. Allen Untersuchungen zum Trotz lässt sich Demenz nicht heilen. Allerdings gibt es Mittel, die den Prozess möglicherweise verzögern können – möglicherweise, denn in der Wissenschaft ist man sich nicht einig, inwiefern sie tatsächlich wirken. Und sie können unangenehme Nebenwirkungen haben.

René lässt sich erschöpft in seinen Sessel fallen. Sein Blick fällt auf den Kassettenrekorder, der unsere Gespräche aufnimmt. Er fragt: »Kannst du einen Zettel darauf heften mit dem Namen dieses Dings?« Die Augen fallen ihm zu. »Ich hatte einen Opa, der eine Hand haben wollte«, murmelt er. »Er fing an zu beten. Ich fing dann auch damit an – Gegrüßet seist du Maria – und das beruhigte ihn. Ich ging in ein anderes Zimmer, um mitzuteilen, er sei tot. Ich nannte ihn Opa, aber er war Marijkes Vater.«

Manchmal sucht ihn plötzliche Verwirrung heim. So auch an diesem Tag. Er schaut sich überrascht um und fragt: »Wurden wir verlegt oder dürfen wir diesen Raum benutzen?«

»Es ist dein Zimmer.«

René: »Kann ich mir nicht vorstellen.« Er steht auf, geht zu seinem Schreibtisch, beugt sich darüber und nimmt ein Buch über Alzheimer vom Stapel. »Was ich darüber lese, ist nicht gerade beruhigend«, meint er. »Auf der anderen Seite: Diese Krankheit ist personenabhängig. Sie kann bei jedem Menschen anders verlaufen.« Er zeigt auf den Bücherstapel und meint: »Diese sind für den Bau neuer Bücher da. Man erwartet, dass ich bessere schreibe.«

Halb zwei am Nachmittag. René hat die Nottaste gedrückt. Mein Handy klingelt. »Kannst du so schnell wie möglich kommen?« Warum? »Wir müssen ein Badezimmer kaufen.«

»Ein Badezimmer?«

»Genau.«

»Wofür?«

»Für die Wäsche.«

»Deine Wäsche wird geholt und wieder gebracht.«

»Nein, ich bin es, der gewaschen werden muss.«

»Du? Gewaschen?«

»Ja. Morgen gehen wir zum Arzt. Weißt du das nicht mehr?« Stimmt. René hat Schmerzen im Fuß und morgen wird sich der Hausarzt die Sache anschauen. »Dann muss ich gewaschen sein. Aber in diesem Krankenhaus ist nirgends ein Badezimmer zu finden.«

»Gut. Ich bringe morgen ein Badezimmer für dich mit.«

Nicht einmal eine Stunde später hat René die Badesache offenbar schon wieder vergessen. Er stopft eine Brotscheibe mit Marmelade in den Mund. »Ich nasche viel«, gibt er zu. »Um das auszugleichen, was ich nicht mehr machen kann.«

Er lässt einen Klecks Marmelade auf den Boden fallen. Er lacht und meint: »Ich bin nicht schmutzempfindlich.«

»Und wer wischt es dann auf?«

»Es gibt genug Frauen, die hinter jedem Stäubchen her sind.«

»Hast du selbst schon einmal einen Staubsauger in die Hand genommen?«

»Früher schon. Wenn man verheiratet ist, hat man solche kleinen Staubsauger. Dann hat man diese *raffinessierten* …« Neugierig schaut er zu, wie ich mit Hilfe eines Wasserkochers Kaffee mache. »Wie funktioniert dieses Gerät?«, fragt er.

»Du füllst es mit Wasser und drückst auf den blauen Knopf. Nach einiger Zeit kocht das Wasser.«

René: »Man drückt also auf den Giro?«

»Nein, auf diesen blauen Flecken … Ach herrje, Alzheimer ist ansteckend.«

Am darauf folgenden Tag warten wir in der Eingangshalle auf den heimeigenen Transportbus. René macht einen Ausflug. »Wohin geht's noch mal?«

»Nach Margraten.«

»Ist dort ein Kongress?«

»Nein, wir wohnen dort. Vorübergehend.«

»Wir? Wer sind wir?«

»Cees und ich.«

»Cees und du. Dann musst du das auch sagen.« René gibt mir Nachhilfe in Kommunikation mit dem demenzkranken Mitmenschen.

Im Ferienhaus behält er lieber die Schuhe an. »Ich bin nämlich ein Schuhvergesser.«

»Möchtest du ein Brot oder lieber eine Waffel?«, frage ich ihn.

»Von jedem die Hälfte. Ich gehe auf Nummer sicher.« Er nimmt einen Bissen und fragt: »Wo ist Cees?«

Ich zeige zur Küche, wo Cees gerade Kaffee kocht.

»Ich sehe nur einen wedelnden Arm. Was soll ich damit anfangen?«, sagt mein Dozent für Demenzsprache streng.

Er zeigt auf das schmale Fenster. »Warum sitzen wir hier, ohne durch das Fenster auf etwas Schönes zu schauen?« Alzheimersprache für: Komm, lass uns die Aussicht genießen.

Während der Carmen-Suite schläft er ein. Oder doch nicht? »Noch einmal!«, ruft er und öffnet die Augen. Wo ist er? Und mit wem? »Eins, zwei, drei«, zählt er laut. »Wir sind zu dritt. Stimmt das?«

Ob ihm die Musik gefalle? »Sie ist so beeindruckend, dass man sie nicht hört.« Er meint: Kannst du sie etwas lauter stellen? »Sollen wir nicht würfeln, ob wir das Fenster aufmachen sollen? Oder soll es zubleiben und dann ist es hier schön angenehm warm?« Was so viel heißen soll wie: Mach bitte das Fenster zu! Noch eine Frage: »Was ist der nächste Schritt unseres Tuns?«

Cees: »Wir werden essen.«

»Was gibt es?«

»Das will ich nicht verraten.«

»Dann mach es eben unverraten.«

Auch wenn René einen Ausflug macht, trainiert er: »Wie ist das auch wieder mit den Karten? Ass, König, Königin, Bube, 10, 9, 8, 7, 6, 5, 4«, zählt er auf. Dann, fröhlich: »*Maman, un tartin!*

Mama, bekomme ich ein Butterbrot?« Und er erklärt: »Meine ersten Worte Französisch. Ich denke, dass ich das Brot bekommen habe. So einer war ich. Ich blieb einfach so lange im Gras liegen, bis ich bekam, was ich wollte.« Er schläft ein, schreckt auf und sagt: »Wer wollte gerade ein Tartin?«

Wir setzen uns auf die Veranda. René sieht glücklich aus. »Sollen wir über die Stellung von Männern und Frauen sprechen?«, schlägt er vor. »Untersuchungen zeigen, dass lösungsorientiertes Denken nicht vom Geschlecht abhängig ist und …« Text vergessen.

»Arbeit im Kontext der ganzen Schule, das heißt …«

»Man macht konzeptionelle Fehler. Damit meine ich …«

»Deshalb kann man den Schluss ziehen, dass eine bestimmte Methode …«

Begeistert: »Man kann auf dieser Welt noch so viel Gutes tun. Wir sollten die Familien anschreiben: Die Frauen sollen sofort kommen! Es gibt Großartiges … Hört auf, Kaffee zu trinken und Feste zu besuchen.« Und natürlich hat er Eisgelüste.

Vor seiner Nase steht ein Teller, doch sein Blick fällt auf ein Stück Küchenpapier. Idealer Teller, oder? Er schöpft das Eis auf das Papier, reißt ein neues Stück von der Küchenrolle. Ein Taschentuch! Er rollt es langsam auf und stopft es in seinen Ärmel.

Gegen Abend fahren wir mit dem Transporter nach Maastricht zurück. Der Fahrer entscheidet sich für eine Route, bei der man eine herrliche Aussicht hat. René genießt es. »So schön, als sehe man es zum ersten Mal«, meint er. »Sollten wir nicht applaudieren?« Atemlos starrt er aus dem Fenster. »Früher ging ich nicht in die Wälder. Wenn ich etwas über den Wald wissen wollte, ging ich in die Bibliothek. Dumm, dumm, dumm. Ich hätte spazieren gehen sollen!«

April. In seinem Zimmer herrscht ein großes Tohuwabohu. René hat ein Marmeladenglas geöffnet – nicht, indem er den Deckel aufschraubte, sondern eine Gabel hindurchrammte. Im

Deckel klafft ein Loch. Auf der ganzen Spüle sind Marmeladekleckse. Im Wäschekorb liegen Apfelschalen. Aus einer Kaffeetasse ragt ein Stück Pfefferkuchen. Die Toilette wurde nicht abgezogen. In seinem Kopfkissenüberzug finden sich ein Kugelschreiber, Taschentücher und ein kaputter Kaffeebecher. »Praktischer Knappsack. Da kann viel rein«, ist sein Kommentar. »Wann fährt unser Zug ab?«

Oh, habe ich es nicht verstanden? René: »Wir haben doch die Wohnung gekündigt, oder?« Und er fährt fort: »Ich bin ein bisschen müde. Soeben war ich nämlich in der Essensabteilung. Es hat geschmeckt, aber es ist dort alles andere als gemütlich. Typisch Tilburger eben: Keine Ahnung, wie man ordentlich miteinander kommuniziert, sie schnauzen sich nur an. Im Moment können sie wohl nicht anders. Es waren bestimmt mal anständige Leute.«

»Aber sonst geht es dir gut?«, frage ich ihn.

Er: »Was meinst du mit ›dir‹?«

»Du, dir.«

»Oh, ich.« Er zieht die Augenbrauen zusammen. »Und was ist mit mir bzw. dir?«

»Ob es dir gut geht«, wiederhole ich.

»Mir oder dir?«

»Dir.«

René: »Oh, dir also.« Er seufzt. »Du oder ich, wer ist wer?« Der arbeitslose Psychologe kämpft sich durch schweres Wetter. Er entwickelt sich zum Superanalphabeten. Das »Staubkorn« in seiner Sprachfertigkeit wächst sich zum Wirbelsturm aus, der seinen kompletten Wortschatz zu zerstören droht. »Beängstigend, wenn man nicht deutlich machen kann, was man braucht«, sagt er.

»Ich weiß, was ich sagen möchte, aber ich kann nicht *darüber kommen.*«

Jetzt ist Kreativität gefragt. René: »Wo bist du im Moment mit den Beinen?« Er verdeutlicht: »Wo sind deine Beine den überwiegenden Teil des Tages?« Er möchte wissen, wo ich wohne, aber selbst ein so einfaches Wort kann ihm entfallen.

Hat er Lust, einkaufen zu gehen? »Ja, natürlich.« Das ist eine seiner Lieblingsbeschäftigungen. Im Supermarkt hat er das Gefühl, dass er wieder dazugehört. Wie noch vor nur einem halben Jahr ist er mit einem Einkaufskorb unter ›normalen‹ Menschen.

Jacke an, Hut auf, Einkaufstasche. Als wir nach draußen gehen, schielt er auf das Regal mit den Prospekten. »Kurz nach dem Teigschaber schauen. Teigschaber? Nein, so heißt das nicht«, murmelt er. »Prospektschaber?«

Es nieselt. Er nennt es »erträglicher Tropfregen«. Wir warten an einer Ampel. René: »Darf ich etwas fragen? Welchen Tag haben wir heute?«

»Samstag.«

Er kichert. »Das höre ich zum ersten Mal. Bei mir ist schon die ganze Woche Samstag.«

»Kommst du mit deiner Arbeit voran?«, frage ich.

René, niedergeschlagen: »Ich habe im Moment keine Arbeit. Ich muss erst zugelassen werden.«

»Zugelassen? Wofür?«

»Für meine alte Arbeit.«

»Was hast du früher gemacht?«, frage ich weiter.

Er schaut mich entsetzt an. »Wie kannst du das nur vergessen haben? Ich arbeitete im Schulungs-Strich-Beratungs-Strich-Betreuungsbereich-Strich.«

René ist nicht mehr so schwungvoll unterwegs wie noch vor einiger Zeit. Er muss ständig aufpassen, nicht zu stolpern. Klagt über »extreme Schmerzen in den Zehen« und *»außer-extreme* Müdigkeit«. Er bleibt vor einem Schaufenster stehen. Durchsucht seine Hosentaschen. Zieht seinen Geldbeutel hervor und meint: »Früher machte ich meinen Geldbeutel auf und wusste sofort, wie viel Geld darin war. Jetzt kann ich das nicht mehr. Ich weiß nicht mehr, welches Geld welchen Wert hat. Ob etwas viel oder wenig ist. Ich muss das leider feststellen. Ich kenne die

Erfahrung von eins, zwei und drei nicht mehr.« Er kann nicht mehr rechnen.

Er zeigt mir seine Visitenkarte. »Ist die noch gültig? Sollen wir damit mal zur Bank gehen? Andere Geldquellen habe ich nicht mehr. Ich kann mich hinter meinem Alter verstecken oder der Einführung des Euro. Das Leben ist in letzter Zeit kompliziert geworden. Ich kann mich nicht mehr konzentrieren«, vertraut er mir stolpernd an. »Es ist schwierig, etwas zu verstehen und sich zu merken. Wird das jemals wieder besser?«

René ist am Telefon. Er hat Neuigkeiten: »Ich hatte zwei Schlaganfälle.« Als ich einige Stunden später zu ihm komme, schläft er in seinem Sessel. Er schreckt auf und meint: »Ich machte ein Nickerchen.«

»Habe ich dich geweckt?«

»Ein Nickerchen ist schnell gestört.«

Erneut spricht René von den beiden Schlaganfällen. »Das erklärt vielleicht mein seltsames Verhalten«, sagt er. »Ich kann viele Sachen nicht mehr machen und das kommt von diesen Schlaganfällen.« Hat er sich erschreckt? Ach nein, meint er. »Um mich sind lauter Neurologen. Nur der Arzt fehlt.«

Der Ton seiner Pflegeakte wird pessimistisch: »Herr van Neer weiß wirklich nicht mehr, was er macht und wo er ist.« »Ich muss hier ständig auf der Hut sein«, meint René in der »Uni-Mensa« des Heims, in der wir eines Morgens Kaffee trinken. Mit zitternden Händen führt er die Tasse zum Mund. Er hat schlechte Nachrichten: »Man hat meinen Computer gestohlen und meine Akten mitgenommen. Ich fürchte, dass ich Anzeige erstatten muss.« Er stellt die Tasse neben der Untertasse ab und fährt fort: »Man sieht Dinge, die nicht passieren dürften. Würde mir mein Verstand helfen, könnte ich es erzählen.«

Er starrt in die Ferne. Es folgt eine Unheil verkündende Mitteilung: »Mein System zersetzt sich. Ich kann mich nicht mehr für mich selbst verbürgen.« Als ich weiterfrage, sagt er: »Letzte

Woche und die Woche davor hat sich die Bedeutung verändert. Die Formulierungen aber sind gleich geblieben. Ich habe in meinem Kopf eine Kehrseite entdeckt. Als wäre ich nicht ganz bei Trost.«

Abends ruft er mich an. »Hallo, liebe Tochter, hier ist dein Sohn.« Seine Stimme bebt. »In meinem Zimmer standen fremde Leute. Was soll ich machen? Ich ... es sieht so aus ... man muss ... Polizei?«

»Sag es nur«, ermuntere ich ihn.

»Sagen?« Er stößt einen Schrei aus. »Genau das kann ich nicht mehr.«

René ist sicher, dass er mit Einbrechern zu tun hatte. An jenem Abend schreibt er: ›Mittel gegen Todesangst.‹

Am folgenden Tag wird in seiner Pflegeakte notiert: »Herrn van Neer bitte beim Brotschmieren helfen. Er versteht nichts mehr.« An jenem Tag scheint die Sonne und René schwitzt in seinem Zimmer. Die Fenster sind zu, die Heizung an. »In der Luft ist zu wenig Bewegung«, meint René. »Weißt du, wie ich es hier *abkühler* bekommen kann?«

Ich reiße die Fenster auf, schalte die Heizung aus und frage: »Lust auf Fleischsalat?«

»Meinst du so ein Becherchen? Gern.« Die zehn Salatbecher, die gestern noch in seinem Kühlschrank lagen, sind leer. Essen ist sein Trost.

Hier und da liegen Socken und Hausschuhe. Der Schreibtischstuhl steht vor der Spüle. René: »Ja, hier ist Chaos. Das rührt natürlich daher, dass ich hier alles allein machen muss. Ich kann nicht irgendjemanden bitten: ›Mach du es für mich.‹ Hier ist niemand, der mir sagt: ›Du musst dort und dort hin.‹«

An der Wand hängt ein Kalender mit seinen Terminen. Es hilft kaum. »Richtige *Gedächtnisfanfaren*«, nennt es René. Er zählt auf: »Du musst den und den holen und der kommt dann, und ihr geht dann, und danach, und so weiter. Das geht nur, wenn man zu zweit ist.«

Wie kann ich ihm helfen? Er denkt nach. »Ich hätte am liebsten einen Kollegen, der sich um das Essen kümmert«, meint er.

»Aber du bekommst hier drei Mahlzeiten am Tag.«

»Drei? Das vergesse ich ständig und konsequent. Verrückt!«

Er sieht bedrückt aus. »Irgendwo in meiner Wohnung steckt ein wartender Patient.« Er wisse nicht, wo, aber es handle sich auf alle Fälle um eine Frau und es sei gegen seinen Willen geschehen. »Es ist nicht folgendermaßen gegangen: Setzen Sie sich, hier ist ein Stück Papier, lassen Sie Ihren Gedanken nur freien Lauf.«

»Kann ich die Patientin sehen?«, frage ich ihn.

»Höchstwahrscheinlich. Aber vielleicht hat einer von diesem Club schon einen Termin mit ihr. Das Buch wird ständig geschlossen. Es ist gut möglich, dass sie hier irgendwo liegt und sich kaputtlacht oder aber andächtig zuhört und mitdiskutiert.« Aber die verborgene Patientin kommt nicht zum Vorschein. René: »Ich vermute, sie ist zum Laden gegangen, um Zigaretten zu holen.«

Er glaubt des Öfteren, jemand sei in seinem Zimmer. Erst vor kurzem noch war er sich ganz sicher, dass unter der Spüle ein Baby liege. Er ging hin und befühlte die Falten des kleinen Vorhangs. »Nein, kein Baby. Ich habe es mir eingebildet«, meinte er erstaunt.

René hat auch gute Nachrichten. »Abends und nachts wird weniger herumgelaufen«, meint er erleichtert. Er schlafwandelt nicht mehr. »Ich lief nachts manchmal im Bett hin und her«, erklärt er. »Hin und wieder ging ich nachts schlafend durch die Stadt. Immer zum Kaufhaus V&D. Das ist dann natürlich zu. Irgendwie schaffe ich es doch, hineinzukommen. Natürlich fasse ich nichts an, sonst wären die Puppen am *walzern*.

René trinkt seine Kaffeetasse schnell leer und stellt sie mit einem Knall auf den Tisch. »Auf!« Er starrt durch das Fenster und sagt: »Ich bin fröhlich, doch auch immer kurz davor, zu explodieren.« Im gleichen Atemzug. »Wie kann ich dich davon überzeugen, nichts mehr aufzuschieben? Betrachte das Leben als eine lange Aufschubfunktion. Was man auch tut, es geht immer um die Frage: Schiebe ich es auf oder unternehme ich etwas?«

Er legt sich aufs Bett und streckt die Arme mit umklammerten Händen in die Luft. »Herrlich.«

»Wo bist du, Papa?«

»Am Schalter.«

Er steht auf, legt die Hand auf meine Schulter und meint: »Daher hast du also deine Energie. Ich fühle es schlagen. Gib mir auch ein so junges Herz.«

Am letzten Samstag im April ruft meine Freundin Maud an. Gegen zehn Uhr vormittags ist sie bei René zu Besuch gewesen. »Ich traf ihn völlig verstört an«, meint Maud. »Er saß mit nacktem Oberkörper in seinem Sessel und zitterte vor Kälte. Er hatte noch nicht gefrühstückt.«

Was war passiert? Sein HVP sollte ihn an jenem Morgen versorgen. Aber René wehrte sich mit Händen und Füßen: Er könne sich selbst anziehen. »Wie Sie wollen.« Und weg war der Pfleger.

Seitdem hat René zu seinem HVP kein Vertrauen mehr. Obwohl er nicht mehr genau weiß, was sich abgespielt hat, hat er ein ungutes Gefühl. »Vor dem Langen da musst du dich in Acht nehmen. Er hat es auf mein Geld abgesehen«, vertraut er mir an.

Eines Morgens steht dieser Lange wieder in seinem Zimmer. »Guten Morgen, Herr van Neer, kommen Sie mit mir duschen?«

Mit klopfendem Herzen und dem Geldbeutel in der Hand geht René ins Badezimmer. »Legen Sie ihren Geldbeutel kurz weg?«, fragt sein Pfleger. Seinen Geldbeutel? Das Letzte, was er noch hat? Auf keinen Fall!

»Aber Herr van Neer, dann wird er doch nass.«

René: »Lassen Sie mich in Frieden. Dort ist die Tür.«

»Gehen Sie doch bitte unter die Dusche.«

Aber René lässt sich nicht erweichen. Der Pfleger hat sich in eine sinnlose Diskussion manövriert. Er holt eine Kollegin hinzu. Eine »Handlangerin«. Zwei gegen einen, René fühlt sich in die Ecke gedrängt. »Raus hier!« René bückt sich, fasst das kleine Regal, das neben dem Waschbecken steht und schleudert es in Richtung seiner beiden Verfolger.

Eine halbe Stunde später trifft Cees ihn zitternd an, während in seiner Pflegeakte notiert wird: »Herr van Neer reagiert ziemlich aggressiv bei der Versorgung.«

Noch Tage später beschäftigt René der »Badezimmerraub«. Es drängt ihn, darüber zu sprechen. »Es kam jemand herein und der schaute mich an. Er schielte auf meinen Geldbeutel. Es kam zum Streit, es wurde gekämpft. Es passierte hier irgendwo. Der eine hielt den anderen fest und man zog aneinander ... Ich hatte das Gefühl, dass ich gerade etwas erlebte, sehr stark ... dass ich mit Händen und Füßen ... Geschirr würde ich sagen.«

»Dass du etwas geworfen hast?«

»Dass ich etwas von mir abgestoßen habe.« Das Regal, das er seinen »Verfolgern« entgegenschleuderte? Seinem Gefühl nach ist er sogar gefallen. »Man wollte nicht sagen, warum ich da lag. Aber alle standen um mich herum.«

Er bezeichnet es als »beängstigende« Erfahrung. »Ich habe nach einer Erklärung gesucht, damit ich besser begreifen kann, was passiert ist. Es war so seltsam, grundlos. Ein schrecklicher Albtraum. Könnte die Engeltheorie Anhaltspunkte bieten?«

Ist es wirklich geschehen oder nicht? Hat er den Badezimmerraub geträumt? Er weiß es nicht. »Lange war es wirklich.« Aber jetzt verschmelzen Traum und Wirklichkeit und René fragt sich, ob es der Mühe wert ist, in Erfahrung zu bringen, »ob die *Traumheit* mit der Wirklichkeit übereinstimmt. Es scheint, als träume ich unablässig. Das ist lästig, denn ich weiß nicht mehr, was wirklich passiert ist«. Über diese Frage zerbricht er sich oft den Kopf. »Ein Traum ist auch ein wenig wirklich«, meint er. »So stoßen zwei Wirklichkeiten aufeinander.«

Es gibt mysteriöse Phänomene. Manchmal hat René den Eindruck, als sei bei seinem Aufenthalt eine »fremde Instanz« beteiligt. Oder als spähe jemand durch ein Guckloch in seiner Tür. Aber: »Ich habe immer die Erfahrung gemacht, dass es schwierig ist, mit Psychotikern zu kommunizieren. Jetzt, wo ich es selbst bin, ist es nur halb so schlimm«, meint er heiter.

René muss dringend zur Toilette. Er geht durch den Flur und plötzlich sieht er es: ein Pissoir! Gerade noch rechtzeitig! Erleichtert pinkelt er. Doch das handelt ihm einen Eintrag ein. »Herr van Neer urinierte im Flur in eine Ecke. Hielt es für die normalste Sache der Welt.«

Kurz darauf trifft ihn eine Pflegerin angeschlagen an. Auf seiner Stirn ist eine Wunde. Was ist passiert? René: »Ich glaube, dass ich aus dem Bett gefallen bin.«

»Soll ich ein Pflaster drauftun?«

»Nein danke.« René vertraut im »Koekenhol« niemandem mehr. Er wird sich selbst ein Pflaster besorgen. Er klopft bei der Nachbarin an, aber sie kann ihm nicht helfen. Währenddessen sucht die Pflegerin »das halbe Haus« nach einem Pflaster ab und eilt in sein Zimmer zurück.

Der Eindringling scheint aus dem Nichts aufzutauchen. René erschrickt. »Was wollen Sie denn?«, fragt er die unbekannte Frau.

»Ich bringe ein Pflaster.«

Der x-te Trick, um einen alten Mann auszurauben? René erstarrt vor Angst und schimpft: »Erzähl das deiner Großmutter, du Marktweib!«

Die Pflegerin flieht in den Flur. Wieder ein Akteneintrag – und nicht der einzige an diesem Tag. Sein Zimmer »war unordentlich, der Treteimer lag umgestürzt auf dem Boden«. »Das war ich nicht«, verteidigt sich René, als man ihn auf den Müll anspricht. Er kann sich an nichts erinnern und ist gekränkt: Wie oft werde er hier in diesem »Verein« zu Unrecht beschuldigt? René: »Wenn ich sage, dass es nicht stimmt, glaubt man mir nicht.«

Es hagelt Einträge. Sogar als René eine Packung Kondensmilch für ein Glas Milch hält und daraus trinkt, wird es vermerkt.

Als ich eines Vormittags ins Heim komme, kommt eine Bewohnerin auf mich zu. »Ihr Vater war heute Morgen wieder ganz schön zugange«, teilt mir die alte Frau mit. Wie ich schon früher feststellen konnte, behält sie die Station genau im Auge. »Er öffnete den Schrank, nahm zwei Scheiben Zwieback und bestreute sie mit sehr viel Zucker. Er hat die Milchkännchen auf den Kopf gestellt. Oh ja, und gestern hat er die Schwestern als Stinktiere beschimpft.«

Für eine Demenzkranke hat sie noch ein auffallend scharfes Gedächtnis. Hat sie denn überhaupt Demenz? »Nein, mit ihr ist alles in Ordnung«, meint eine Pflegerin.

»Was macht sie dann auf einer Station für Demenzpatienten?«

»Als dies hier zu einer Sonderstation wurde, wollte sie nicht weg. Deshalb.« Auf der Station für Demenzkranke wohnen fünf Damen ohne Demenz.

Nicht nur René droht in eine Krise zu stürzen, auch die Pflegekräfte sehen nicht gerade entspannt aus. »Ganz allein zwölf Patienten aus dem Bett holen, waschen, ankleiden und dafür sorgen, dass sie rechtzeitig am Frühstückstisch sitzen«, beklagt sich eine Pflegerin. »Während ausgerechnet Demenzkranke keine Hektik vertragen können.« Eine andere: »Das hier soll eine Sonderstation für Demenzkranke sein, aber wir können das nicht umsetzen.« Ihre Kollegin: »Man muss immer häufiger nach Verhalten auswählen. Wenn Bewohner zu viel Zeit in Anspruch nehmen, können wir die Arbeit nicht mehr bewältigen.

Dann müssen sie auf eine geschlossene Station in einem anderen Alten- und Pflegeheim oder sogar in eine Pflegeklinik.«

»Einer ist aus dem Fenster gesprungen. Ein depressiver Mann. Er sprang aus dem dritten Stock. Was für eine Blutlache! Er hat noch eine halbe Stunde gelebt.«

Diese Probleme gibt es nicht nur in Koepelhof. Zwei Drittel der Pflegekräfte in Alten- und Pflegeheimen erklären, zu wenig Zeit zu haben, um die Bewohner richtig zu versorgen und zu pflegen.[10]

»Es gab wieder einen Zwischenfall mit Ihrem Vater. Er wurde aggressiv und hat Frau C. geschlagen«, sagt die Pflegerin, die mich am frühen Abend anruft.

Ich wähle sofort seine Nummer.

»Ich dachte mir schon, dass du es bist«, meint René mit überschlagender Stimme. Die sagten: ›Wir rufen Ihre Tochter an.‹«

»Was ist passiert?«

Er stolpert über seine Wörter. »Ich bin gar kein Streithahn, ich kann nur zurückschlagen. Wenn ich angegriffen werde, darf ich mich doch verteidigen, oder?«

»Wurdest du angegriffen?«

»Engel, wenn du nur wüsstest … es ist ein Wunder, dass ich noch lebe. Aber was soll ich mich beklagen? Mir geht's noch immer besser als vielen anderen auf der Welt.«

Ist Renés ›Jähzorn‹ eine Ausnahme? Keineswegs. Nach Schätzung zeigen siebzig bis achtzig Prozent der Demenzkranken hin und wieder Zeichen von Erregung bis hin zur Aggression.[11] Woher kommt das?

In der Demenzliteratur finden sich dafür unterschiedliche Erklärungen: Schmerzen. Zu viele Eindrücke. Unvermögen, die Gefühle normal zu äußern. Das Urteilsvermögen und die Selbstkontrolle werden durch die Krankheit angegriffen, wodurch der Demenzerkrankte die Situation falsch deutet. Auch mag er Angst und Scham bei der körperlichen Versorgung empfinden. Frustrationen, weil man fast nichts mehr selbst machen kann und bei allem Hilfe braucht.

Bis vor kurzem hielt man das auffällige Verhalten ausschließlich für eine Folge der Gehirndegeneration. Mehr und mehr gelangt man jedoch zu der Überzeugung, dass Demenz tiefgreifende psychologische und soziale Auswirkungen hat, die zur Störung des psychischen Gleichgewichts beitragen.

»Ihr Vater schafft es nicht mehr«, meint die Hausärztin, die in Koepelhof berät. »Die Gruppe ist zu groß. Es gibt zu viele Reize, die er nicht mehr verarbeiten kann. Er spürt, dass er die Kontrolle über sein Leben verliert, und darauf reagiert er mit starken Gefühlen.« Aber seine Aggression sei auch das Resultat der Betreuung der Pflegekräfte, meint sie weiter: »Sie sind nicht hinreichend dafür ausgebildet, mit Verhaltensstörungen umzugehen. Sein erregter Zustand ist auch eine Folge der Unkundigkeit des Pflegepersonals.«

Die Pflegekräfte werden mit Verhaltensweisen konfrontiert, die in der ›normalen‹ Welt weitaus seltener vorkommen. Mit der Demenz gehen häufig Verhaltensveränderungen einher. Phänomene wie Depression, Apathie, Erregung, Psychose, Halluzinationen und Ruhelosigkeit treten auf. Untersuchungen zeigen, dass »von zweihundert Patienten mit Demenz [...] mehr als 90 Prozent in irgendeiner Form psychiatrische Symptome (aufwiesen): 60 Prozent von ihnen litten unter depressiven Stimmungen oder Apathie. Daneben traten regelmäßig auch andere psychiatrische Symptome auf«. Ebenso sind Persönlichkeitsveränderungen eher die Regel als die Ausnahme.[12]

Schon bald sorgt René für ein neues Spektakel. Es passiert beim Frühstück. Einige Frauen stellen sich ordentlich am Brotwagen an. René drängelt sich vor.

»Sie müssen warten, bis Sie an der Reihe sind«, sagt die junge Frau, die das Brot austeilt.

»Ich habe doch für das Essen bezahlt, oder?« Das hatte sich René also von meinen ständigen Predigten merken können: Im

Pflegesatz sind die Mahlzeiten inklusive. Er braucht sie nicht zu bezahlen.

»Ja, Sie haben bezahlt, aber Sie müssen warten, bis Sie dran sind.«

Das ist der Tropfen, der das Fass zum Überlaufen bringt. René ist sowieso schon äußerst gereizt. Sein Alltag besteht aus einer Aneinanderreihung von Frustrationen. Stundenlang die Toilette suchen. Widerstand, wenn er einkaufen gehen will. Nicht allein ins Freie dürfen. Geheimgehaltene Abrechnungen. Seine unklare Wohnsituation: Wahrscheinlich ist er einer Bande in die Hände gefallen. Die Kontoauszüge, die er nicht mehr versteht: Er ist bestimmt pleite. Der Nachbar, der ihn brutal zu Boden geschlagen hat, in seinem eigenen Zimmer wohlgemerkt. Die zahllosen Einbruchsversuche. Der Badezimmerraub, dem er mit knapper Not entrinnen konnte. Der Fernseher, den er nicht mehr bedienen kann. Er kann keinen Kaffee mehr kochen. Und dann der ständige Schmerz in Zehen und Füßen.

Warten, bis er an der Reihe ist? Darauf fällt René nicht mehr herein. Ist doch klar: Wenn er dann endlich drankommt, ist alles schon weg. Er holt tief Atem, grabscht in den Wagen, zerrt einen Brotbeutel heraus, reißt ihn auf und eilt zur Fensterbank. Bums! Ein Blumentopf fliegt durch den Raum, frontal gegen einen Schrank, begleitet von einem Schwall von Flüchen.

René: »Ach, endlich konnte ich loswerden, was mir auf der Seele lag. Hoffentlich haben sie verstanden, dass es Grenzen gibt, auch für mich. Vergiss nicht, dass ich mein Fach verteidigen muss. Wir sind in Tilburg, sage ich nur, hier wird wenig kommuniziert.«

# 7

# Tropfenkamikaze

»Ich? Aggressiv?«

Mein Vater schaut mich fassungslos an. »Wie kommst du denn auf die Idee? Ich bin höchstens etwas gereizt. Ist das denn ein Wunder, wenn man von den Kollegen ignoriert wird? Keiner fragt mich nach meiner Meinung. Aber ja, in meiner Welt lässt sich Kollege A nicht gern von Kollege B auf die Finger schauen.«

Es gibt gute Nachrichten: Renés Verhalten lässt sich mit der entsprechenden Medizin wieder unter Kontrolle bringen. Bei den Medikamenten handelt es sich um Antipsychotika, früher auch als Neuroleptika bezeichnet, mit denen Halluzinationen und Wahnvorstellungen von Schizophreniepatienten behandelt wurden. Anscheinend sollen damit auch unausgeglichene, aggressive oder ängstliche Demenzkranke wieder angenehm ruhig werden können.

René scheint reif für das Wundermittel. Es gibt zwei unterschiedliche Arten von Antipsychotika: ›typische‹ und ›atypische‹. Letztere regulieren die Menge von Dopamin und Serotonin, zwei im Gehirn natürlich vorkommenden Stoffen. Typische Antipsychotika verringern die Wirkung des Stoffes Dopamin im Gehirn.

Es ist eine Welt der exotischen Namen. Die Top Vier der am häufigsten verschriebenen Antipsychotika bei Demenzkranken waren 2004 (in alphabetischer Reihenfolge) Haloperidol, Olanzapin, Pipamperon und Risperidon.

Welches Mittel ist für René geeignet? Auf der Webseite des Alzheimerzentrums der *Vrije Universität* in Amsterdam findet sich eine Übersicht über jene Mittel, die unruhigen und aggressiven Demenzpatienten verabreicht werden. ›Risperdal‹ – der Handelsname des Stoffes ›Risperidion‹ – ist in den Niederlanden seit 1994 für die Behandlung chronisch schizophrener Psychosen zugelassen.[13]

Wir fragen Renés Hausarzt. Er stimmt zu, obgleich er Bedenken hat. Für ihn ist Medikation ein Zeichen der Schwäche: »Es wäre besser, die Pflegekräfte lernten, mit solchem Verhalten umzugehen.«

René steht an der Schwelle eines neuen Abschnitts in seinem Dasein als Demenzkranker. Die Wundertropfen – Risperdal wird verabreicht, indem es in Wasser oder Kaffee geträufelt wird – sollen wieder Ruhe in sein Leben bringen.

Am zweiten Tropfentag ist René völlig verstört, als Privatbetreuerin Lieke ihn besucht. René spricht sie konsequent mit »ihr« an. »Geht ihr mit nach Brüssel?«, schlägt er vor. Ohne die Antwort abzuwarten, nimmt er zwei Jacken und seinen Hut von der Garderobe.

Währenddessen ist sein Redeschwall kaum zu bremsen. »Diese Brüsseler sind Meister darin, mit heiler Haut davonzukommen. Man darf dort sogar laut Süßigkeiten essen.«

Lieke versucht, ihn abzulenken. »Soll ich den Fernseher einschalten?«

»Gern. Gibt es einen Sender mit Brüsseler Volksmusik? Aus welchem Gebiet Belgiens kommt ihr eigentlich?«

»Ich bin keine Belgierin«, antwortet sie.

»Was macht ihr dann hier? Gebt eine ehrliche Antwort.«

»Ich komme Sie besuchen.«

»Oh … Wollt ihr vielleicht einen Apfel?«

Am nächsten Tag spricht mich sein HVP an: »Ihr Vater machte wieder Probleme. Er wollte seine Schuhe nicht anziehen.« Kein Wunder, sein rechter Fuß ist geschwollen. Nässe. Diesen Fuß muss man verbinden. Einige Tage später ist immer noch nichts geschehen. »Ihr Vater lässt sich sowieso nicht versorgen«, erklärt der HVP.

Dann erscheint eine flämische Krankenschwester auf der Station. Besorgt schaut sie sich den Fuß an. »Da muss man etwas machen. Wie heißt sein Hausarzt?«

Sie greift zum Telefon. »Ich muss seinen Fuß sofort verbinden.« Und sie macht sich an die Arbeit. René schüttelt ihr die Hand und meint: »Ich bin Ihnen für diesen unerwarteten Beitrag äußerst dankbar.«

René hat seine ersten Tropfentage kaum hinter sich, da werde ich schon zu einer Eilbesprechung mit der Stationsleiterin und dem Heimarzt beordert. Sie sähen noch kein Ergebnis. René lasse sich einfach nicht versorgen, wolle keine Vernunft annehmen. Die Risperdaldosis sei offenkundig zu niedrig. Sie solle unverzüglich erhöht werden.

Geht das einfach so? Ich rufe die »Risperdal-Hotline« an. »Wie bitte?« Die Servicemitarbeiterin des Pharmaunternehmens klingt überrascht. »So schnell? Das ist völliger Humbug. Man muss mindestens eine Woche warten, ehe man sehen kann, ob die Dosierung zum gewünschten Ergebnis führt. Wie viel bekommt er jetzt?«

Ich lese die Angaben aus der Pflegeakte vor: »Herr van Neer bekommt zweimal täglich 8 (ccm) und 17 (ccm), 0,25 ml. Siehe Spritze. In Kaffee oder Tee.«

»Nicht in Tee!«, ruft die Beraterin aus. »In Tee zeigt das Mittel keine Wirkung. Das steht im Beipackzettel.« Aber im gehetzten Heimalltag werden Beipackzettel wahrscheinlich nicht mehr gelesen.

Am nächsten Tag habe ich erneut die Stationsleiterin an der Strippe. »Es gibt wieder große Probleme«, teilt sie mit. »Ihr Vater hat eine Kaffeekanne nach einem Bewohner geworfen. Jetzt läuft er mit offenem Hemd herum. Er ist unruhig und lässt sich nicht versorgen. Die Küchenhilfe bekam solche Angst, dass ich sie wegschicken musste.«

Ich wähle sofort seine Nummer. »Ist alles in Ordnung?«, frage ich René.

»Hattest du etwa einen Telefonanruf aus Tilburg?«, fragt René seinerseits.

»Nicht aus Tilburg«, sage ich wahrheitsgemäß. »Stimmt es, dass du mit Kaffee um dich geworfen hast?«

»Aber nein, ich habe noch keinen Kaffee bekommen. Du weißt, wie das mit den Tilburgern ist.«

»Soll ich vorbeikommen?«

»Tja, wenn Paps schon mit fünfundzwanzig Jahren erschreckt … dass er denkt, oh Gott, und Opa war auch so, wie soll es weitergehen?«

Der Heimarzt empfiehlt, auch das Antipsychotikum Haldol zu verabreichen. René bekommt nun einen beeindruckenden Cocktail: Risperdal, Haldol und (noch immer) das Antidepressivum Seroxat. Drei Mittel, die auf das bei Älteren äußerst sensible zentrale Nervensystem einwirken. Im Allgemeinen reagieren ältere Menschen stärker auf die Wirkung von Medikamenten als jüngere – sowohl in positiver Hinsicht als auch bei den Nebenwirkungen.

René ist ein gebrochener Mann. Mit einem Bein über der Armlehne ist er in seinem Sessel eingeschlafen. Hat er versucht, mich anzurufen? Der Hörer liegt neben der Gabel.

Ich rüttle ihn wach. René erschreckt. »Müssen wir zur Kirche?« Er richtet sich mühsam auf und schwankt auf den Beinen. »Ich bin ganz sicher kein Trinker«, entschuldigt er sich. Er spricht mit schwerer Zunge und seine Augen sind trübe. »Schläft der Schläfer?«, fragt er und zeigt auf sein Bett.

Mit Kaffee versuche ich, ihn wach zu bekommen. »Haben wir genug Lebensmittel für die kommenden Wochen im Haus?« Die Augen fallen ihm wieder zu. »Angelegenheiten, die Intelligenz verlangen, sind momentan schwierig für mich«, murmelt er und schläft wieder ein.

Er schreckt auf. »Wo ist unsere Mitbewohnerin? Jene, die hier immer in der Ecke sitzt? Sie hat sich doch nicht selbst verspeist?«

Kurz darauf meint er: »Ein schöner Hund, der im Freien spaziert, kann zumindest noch die Natur genießen.« Und: »Ich müsste mich eigentlich neben den Gasherd setzen, damit ich dort die Luft einatmen und an der Flamme sparen kann.«

»Ist das hier dein Arbeitszimmer?«, versuche ich ihn in die Wirklichkeit zurückzuholen.

»Ja? Zeig es mir dann«, meint er zweifelnd.

»Dir deine Arbeit zeigen? Ich sehe Bücher über die Alzheimer-Krankheit. Du liest sie gerade.«

Der Anblick der Bücher schmerzt ihn. Sie erinnern ihn ständig daran, dass er sie nicht mehr versteht. »Ich will diese Bücher eigentlich nicht im Haus haben«, sagt er traurig. »Und sie alle lesen kann ich schon gar nicht. Sie bringen mich nur weiter vom Weg ab.«

Seine Schwester Mia, sein Bruder Frans mit Schwägerin Lucie statten ihm einen Besuch ab. Hinterher ruft mich Mia an. Sie ist wütend. »René hat den ganzen Nachmittag geschlafen. Ich möchte wetten, er hat nicht einmal mitbekommen, dass wir da waren. Wir hatten Torte dabei und wir haben ihn regelrecht füttern müssen. Ich bin sicher, dass er etwas zur Beruhigung bekommen hat. Ich fragte die Schwester, aber sie leugnete es. Sie meinte. ›Er holt Schlaf nach, machen Sie sich keine Sorgen.‹« Mia beginnt zu schluchzen. »Das ist nicht mehr unser René. Wir haben ihn verloren.«

Am nächsten Morgen treffe ich meinen Vater völlig benommen an. Seine Augen sind trübe und er lispelt. »Ich möchte noch einmal mit dir zum V&D und dort die Klaviere und Klavierstifte anschauen.«

Er meint, er sei gestern von einem fünftägigen Kongress in Culemborg zurückgekommen. Und er klagt über unerträgliche Schmerzen im Fuß. Da ist die Schwester schon zur Stelle mit einem Schmerzmittel. »Nehmen Sie es mit diesem Wasser ein.« Wasser mit Risperdal.

»Das war ein Schlag«, meint René. »Jetzt ziehe ich einen Kreis um meinen Mund, so bitter war es.«

Sieben Uhr abends. René drückt auf die Nottaste. Er spricht mit schwerer Zunge. »Stimmt es, dass ich heute Abend ganz allein in diesem Zimmer bleiben muss? Muss ich nicht in ein anderes Gebäude?«

Zwei Stunden später ist er wieder dran. »Ich bin ein bisschen benommen. Ich lasse die Arbeit gut sein, unser Buch. So schaffe ich es nicht mehr. Ich will dir nur sagen: Ich muss dieses Gebäude verlassen. Man hat mir gerade ein Ultimatum gestellt.«

René hat Gesprächsfetzen zwischen den Pflegekräften und mir und dem Personal untereinander aufgeschnappt. »Sie« kriegen eh nichts mehr mit. Dann kann man alles in ihrer Anwesenheit sagen.

René: »Stell dir nur vor, ich würde um drei Uhr nachts auf die Straße gesetzt. Wohin soll ich dann?«

Von dem neugierigen Mann, der er einst war, ist nichts mehr übrig. Ausgelaugt hängt er in seinem Sessel, krank, schwitzend und mit zuckenden Bewegungen. Die Tropfen bekommen ihm überhaupt nicht.

Umwelt- und Medizinexperte Professor Lucas Reijnders hat die häufigsten Nebenwirkungen von Antipsychotika aufgelistet: Konzentrations- und Reaktionsstörungen, trockener Mund, Benommenheit, Bewegungsstörungen, Schweißausbrüche, Darmverstopfung, Schwierigkeiten beim Urinieren, Sehstörungen, Gewichtszunahme, Zittern, Unruhezustände, Schlaflosigkeit, Juckreiz und Ekzeme, Mundzuckungen, Muskelkontraktionen, Verwirrung, Schwindel. Langzeiteinnahme (länger als drei Monate) kann Gedächtnisschwund und bleibende Gehirnschäden zur Folge haben mit meist bleibenden Bewegungsstörungen.[14] Per E-Mail teilt Professor Reijnders mit, bei der Einnahme von

Antipsychotika bestehe auch ein erhöhtes Risiko auf einen Herzstillstand.

Für mich gibt es nur einen Schluss: Die Gesundheit meines Vaters ist in Gefahr, vielleicht sogar sein Leben. Er muss weg von dort! Aber wohin? Auf der geschlossenen Station des Heimes – im fünften Stock – ist er schließlich nicht erwünscht. »Seien Sie froh«, flüstert mir eine Betreuerin ins Ohr. »Das ist eine Pseudo-Pflegestation. Auch dort hätte er nicht bleiben können.«

Pseudo-Pflegestation? Habe ich richtig gehört? Das kann doch nicht wahr sein! Heimleiterin Mia van Roosmalen: »Station fünf ist eine geschlossene Station. Wir handeln nach dem Gesetz und haben das Recht, die Leute ›einzusperren‹, denn hierzu bedarf es einer besonderen Befugnis. Es handelt sich allerdings tatsächlich nicht um eine reine Pflegestation. Auf der Station wohnen normale Pflegefälle, für die wir zusätzlich 51 Euro pro Person und Tag erhalten. Also auch auf der geschlossenen Station gilt für uns das Zwei-Stunden-Pflegelimit.« Auch dort könne also nicht garantiert werden, dass die Bewohner für immer bleiben können. »Wir verlegen regelmäßig Patienten von unserer geschlossenen Abteilung in die Pflegeklinik. Bestimmt ein paar Fälle pro Jahr.«

Van Roosmalen hätte gern eine Leistungserweiterung gesehen. Aber die Entscheidung liege bei der Politik und diese habe Einsparungen beschlossen, meint sie. »Ich frage mich, ob das klug ist angesichts des Pflegeheimabbaus bei gleichzeitiger Zunahme der Anzahl hochbetagter Menschen.«

Wie kommt René möglichst schnell an einen sicheren Ort? Wir kommen nicht um das RIO herum, das für die Genehmigung zuständig ist.

Ich greife zum Hörer. »Im Februar war Frau Versteeg hier zu Besuch«, berichte ich der Mitarbeiterin am Telefon. »Damals ging es meinem Vater ja noch recht gut. Jetzt geht es ihm allerdings so schlecht, dass er auf einer geschlossenen Pflegestation untergebracht werden muss. Deshalb muss das RIO noch einmal vorbeischauen.«

Sie: »Da täuschen Sie sich. Das RIO ist dafür nicht zuständig. Der Antrag auf eine Pflegestation muss über den Hausarzt erfolgen.«

»Wie seltsam. Und was ist mit Frau Versteeg, die beim letzten Mal die Bescheinigung für das Alten- und Pflegeheim ausstellte?«, frage ich überrascht.

»Frau Versteeg macht fast alles auf eigene Faust«, ist ihre Reaktion. »Das dürfte nicht passieren. Es muss über den Hausarzt oder das Heim laufen. Wir sind hier nicht involviert.«

»Seit wann nicht?«, frage ich sprachlos.

»Neue Bestimmungen.«

Sie ist es, die sich irrt. Nur das RIO kann die Eintrittskarte für eine neue Einrichtung verschaffen. Anfang Juni ist es so weit, Frau Versteeg vom RIO kommt wieder zu Besuch. Die Götter sind uns wohlgesonnen: An jenem Vormittag geht es René auffallend gut.

Wir bereiten das Gespräch zusammen vor: »Fühlst du dich in diesem Heim noch zu Hause?«, frage ich meinen Vater.

Er antwortet: »Die Tatsache, dass ich hier schon relativ lange immer dieselben Bücher habe, erklärt wohl, dass es hier zum Heulen ist. Die Sache ist folgende: Sowohl die Besuchergruppe als auch ich *dereagieren.*

»Was meinst du?«

»Wenn ich Unsinn rede, musst du nur denken: Es ist die Demenz!«, kichert René. Dann, ernst: »Wir haben es leider mit Quacksalbern zu tun. Sie ziehen unser Fach in den *Schutz.* Die denken: Wenn man auf den Knopf drückt, wird alles gut.«

Ich suche währenddessen nach einem geeigneten Ort für das Mikrofon. »Was machst du?«, fragt er besorgt.

»Ich verstecke das Mikrofon des Kassettenrekorders. Wir nehmen das Gespräch heimlich auf.«

»Du bist ja eine! Ich bin *stolzl* auf dich. Aber wenn Sie dahinterkommen, na denn prost.«

Punkt Viertel vor elf erscheint Frau Versteeg. Der HVP eilt hinter ihr her. »Wie alt sind Sie jetzt, wenn ich fragen darf?«, eröffnet sie das Gespräch.

»Bin ich was?«

»Wie alt sind Sie jetzt?«

René: »Dann antworte ich immer: Rechnen Sie es selbst aus. Ich bin Jahrgang 75. Dann brauche ich nicht mehr jedes Jahr hinzuzuzählen.«

»Wissen Sie, in welchem Jahr wir jetzt leben?«

»Oh nein, hierüber wurden bereits sehr, sehr viele Empfehlungen ausgesprochen. Das ist eine regelrechte Einladung zum Irrtum.«

»Sie waren Psychologe, wenn ich mich richtig erinnere. Wie sieht Ihr Alltag jetzt aus?«

Die Frage ist nicht konkret genug. »Für mich hier? Meinen Sie die Vergesslichkeit und so?«

»Ich meine: Was machen Sie den lieben, langen Tag?«

»Meine Hauptbeschäftigungen sind Leben, Schreiben und Rechnen. Rechnen etwas weniger. Das ist es in etwa.«

»Und Sie lesen die Tageszeitung?«

»Natürlich. Ich mache noch immer, was wir im Kindergarten gelernt haben.«

Sie nimmt einen Schluck Kaffee und sagt: »Herr van Neer, ich bin vom RIO, aber das brauchen Sie sich nicht weiter zu merken. Ich komme heute, weil man für Sie eine Verlegung in ein anderes Heim beantragt hat. Das alles geschieht im Rahmen des Gesetzes BOPZ. Davon haben Sie vielleicht schon gehört.«

»Bop-ed?«, meint René verblüfft.

»Das ist die Abkürzung für *Bijzondere Opneming in Psychiatrische Ziekenhuizen*[15].« In dem Gesetz sind die Bedingungen formuliert, unter denen Personen mit psychischen Störungen gegen ihren Willen in ein Heim, ein Krankenhaus oder eine Anstalt eingewiesen werden können. Außerdem wird darin ihre Rechtsposition geregelt.

»Leider, leider«, seufzt René.

»Sie kennen es nicht? Dann waren Sie früher wahrscheinlich in einem anderen Bereich der Psychologie tätig.«

»Ja, offensichtlich. Dennoch überrascht es mich, dass ich noch nichts davon gehört habe«, meint René fassungslos. Es ist ihm anzusehen, dass er denkt, er sei in seinem Fachgebiet nicht mehr auf dem neuesten Stand.

»Finden Sie, dass Sie an Demenz leiden?«

»Sicherlich.«

»Ein bisschen, wie?«

René: »Ziemlich stark sogar.«

»Ja? Ziemlich stark? Gut, dass Sie das selbst erkennen.«

René: »Niemand kann ihr entkommen. Vielleicht denken Sie, es sei traurig, dass ich mich nicht dagegen wehren kann. Aber wir müssen uns über die große Anzahl der Probleme den Kopf zerbrechen, die alte Leute mit Demenz haben. Dass wir so viele Erfahrungen von Menschen aufzählen können, die verzweifeln, weil sie den ganzen Tag mit ihrem Gedächtnis kämpfen. Der Irrsinn ist charakteristisch für Menschen, die in einer Welt leben, die mit jedem Tag ein Stück weniger ihr Zuhause ist. Es wird zum gesellschaftlichen Problem. Man wird betrachtet, als habe man nicht alle beisammen. So sagt man es doch: Er hat nicht alle beisammen. Oder stimmt das nicht?«

Sie nickt etwas unbehaglich.

»Und unser neues Buch kommt mit der Botschaft: Wir haben etwas dagegen gefunden«, fährt er vergnügt fort. »Aber was, das ist mir gerade entfallen.«

»Herr van Neer, ich denke, es ist das Wichtigste, wenn Sie sich auf Ihre eigene Krankheit konzentrieren. Sie müssen an sich selbst denken und nicht an die Bedürfnisse anderer mit derselben Krankheit.« Zu mir: »Waren Sie schon auf der Suche nach einem neuen Heim?«

Ich hatte mich tatsächlich schon umgeschaut. Auf der PG-Station, der geschlossenen psychogeriatrischen Station des Pflegeheims Molenhof am Stadtpark ist ein Zimmer frei. René könnte sofort einziehen. Das Gespräch mit der Stationsleiterin war vielversprechend. Molenhof möchte René gern ein gutes Zuhause bieten und die Pflegekräfte kennen sich mit Demenz aus. René sei – so wurde mir versichert – auf der modernen Pflegeabteilung, auf der Bewohner ihre Würde behalten, herzlich willkommen.

»Haben Sie ein Anmeldeformular des Arztes?«, fragt die Frau den HVP. »Das sollte mir hier ausgehändigt werden.«

Er schaut sie fragend an.

Sie erklärt: »Bei der Verlegung auf eine geschlossene Station braucht man ein ärztliches Attest. Das muss der hiesige Arzt ausgestellt haben.«

Der HVP eilt zur Tür hinaus und kommt kurz darauf wieder zurück. Um welches Formular handelt es sich genau? »Von den Untersuchungen?«

Sie schüttelt den Kopf. »Nein ein ärztliches.«

»Reicht dieses hier denn nicht?« Er winkt mit einem Papier.

»Nein, ich brauche eine richtige Diagnose.«

»Aber wir benutzen immer dieses Formular.« Er zeigt es noch einmal.

Gereizt: »Die Person, die telefonisch mit uns Kontakt aufgenommen hat, sagte, man würde mir hier persönlich das Formular übergeben.«

»Aber wir haben Standardformulare für alle Pflegeeinrichtungen. Das sind die gleichen wie für den Antrag auf Verlegung auf eine geschlossene Station.«

»Das ist mir klar«, beschwichtigt sie. »Aber die Aufnahme auf eine PG hat juristisch einen anderen Status. Ich brauche deshalb ein Schriftstück, das von einem Arzt unterschrieben ist.«

»Aber wir notieren immer Artikel soundso dazu«, versucht er sie zu erweichen.

»Nun, schauen Sie, wenn Sie mir eine Kopie beschaffen können, auf der die Unterschrift eines Arztes steht …«

Verbissen wühlt er in seinen Papieren. »Ich habe hier etwas von dem Heimarzt«, murmelt er.

»Mit seiner Unterschrift?«

»Ja.«

»Dann kopieren Sie eben das.«

René hat nicht die geringste Ahnung, worum es bei dem Gespräch geht. Er ist noch immer mit der Frage von vor zehn Minuten beschäftigt. Wie ist es möglich, dass er noch nie von diesem einen Wort gehört hat, jener Abkürzung, die offensichtlich in seinem Fachgebiet gang und gäbe ist? »Es ist unglaublich«, unterbricht er die Formulardebatte. »Alle zehn Jahre ändert sich alles. Es lässt sich nichts mehr mit Nachdruck behaupten.«

Frau Versteeg kommt zur Sache: »Herr van Neer, sind Sie mit der Verlegung in dieses andere Heim einverstanden?«

René schaut nachdenklich vor sich hin. Das Wichtigste sei, dass er als Psychologe einen geeigneten Arbeitsplatz bekomme, betont er. »Wir müssen ein gutes Team bilden, das von einer Arbeitsgruppe unterstützt wird, welche die theoretischen Hintergründe untersucht. Und eine Leitung. Wie ist das Mitspracherecht geregelt?«

»Früher waren Sie Psychologe, jetzt sind Sie Patient«, erklärt ihm die Dame. »Ein Trost: Sie haben eine Krankheit, die vor allem gebildete Menschen heimsucht.«

Was ist das denn für eine Behauptung? Es ist schließlich bewiesen, dass Menschen mit geringerer Ausbildung ein höheres Risiko auf Demenz haben. Aber sie bleibt bei ihrem Standpunkt: »Es ist die Krankheit der erschöpften Gehirne. Jemand, der zum Beispiel Fliesenleger war, hat einen überlasteten Rücken. Jemand, der in seinem Leben sehr viel nachgedacht hat, hat ein überlastetes Gehirn.«

René erklärt sich zu einem Umzug bereit. »Ich bin in meinem Leben so oft umgezogen.« Jetzt kann sie die Bescheinigung ausstellen. »Ich bin der Auffassung, dass Sie sich Ihrer Lage noch hinreichend bewusst sind. Das heißt, dass Sie freiwillig eingewiesen werden«, meint sie. Zu mir: »Betroffener gibt sein Einverständnis, sagen wir dann.«

Freiwillig hinter geschlossene Türen? Das BOPZ-Formular nennt folgende Bedingungen: »Es liegt eindeutige und nachdrückliche Bereitschaft vor; Klient/Klientin versteht seine/ihre Situation. Einverständnis wird bestätigt mit der Unterschrift des Klienten/der Klientin.«

Unterschrift? René wurde gar nicht gebeten zu unterschreiben. Er könnte es auch nicht mehr. Auf dem Formular fehlt seine Unterschrift. Ist die Einweisung denn rechtskräftig?

Als sie gegangen ist, stößt René einen tiefen Seufzer aus. »Habe ich es gut gemacht?«

Ja, wie schätzt die Frau ihn ein? Aus ihrem Bericht: »Herr van Neer war während seines Arbeitslebens Psychologe. Findet es deshalb besonders schwierig, gezwungenermaßen die Abhängigkeitsposition des Patienten zu akzeptieren. Versucht seine Krankheit zu verschleiern. Weicht allen direkten Fragen mit ausführlichen, intellektuellen Hypothesen über die Behandlung von Alzheimer aus. Erkennt allerdings, dass er Alzheimer hat, und gibt es auch zu. Anders als noch vor einigen Monaten gibt er jetzt sein Einverständnis zur Verlegung auf eine geschlossene Station. Hinsichtlich der Heimwahl verlässt er sich vollkommen auf seine Tochter.«

Auf dem Formular muss notiert werden, dass eine Einweisung unumgänglich ist.

Sind die »Störungen des Geisteszustands« solcherart, dass René eine Gefahr für sich und/oder seine Umwelt ist und er deshalb auf eine geschlossene Station muss? Ja. René wird »gesellschaftlich zugrunde gehen«, »völlig verwahrlosen« und zudem durch »hinderliches Verhalten Aggressionen anderer Personen provozieren«.

Durch hinderliches Verhalten Aggressionen provozieren? Es

gibt nur eine Schlussfolgerung: Demenzkranke sind Störfaktoren.

Wir warten auf die Abwicklung der Formalitäten. Manchmal schreckt René aus seiner Betäubung auf. Dann irrt er durchs Zimmer und spricht mit schwerer Zunge.

Am Donnerstag, dem 10. Juni, ist er gut aufgelegt. Er summt Lieder und erklärt, er habe ein Karnevalslied gedichtet. »Hast du einen Notizblock? Dann schreibe ich den Text auf«, meint er und versucht, das Lied zu pfeifen. »Kann man auf dem Klavier spielen«, fügt er hinzu. Kurz darauf blättert er interessiert in einer Zeitschrift über Entwicklungshilfe. Als er Kriegsfotos sieht, meint er: »Man müsste den Kriegsherren einen Sack Geld geben und sagen: Wenn ihr mit dem Krieg aufhört, bekommt ihr eine bestimmte Summe. Man kann es auch als Anleihe geben, vielleicht ist das günstiger.«

Begeistert fährt er fort: »Einzelpersonen, Gruppen und Länder müssen sich um Probleme kümmern, die andere nicht lösen können.« Während seiner kurzen Rede machte er sogar Notizen. Er liest vor: »Müdigkeit verursacht durch Krieg.«

Gegen halb eins klopft es an der Tür. Essenszeit. René räumt seine Notizen gewissenhaft auf. »Computer sind ein unglaublicher Fortschritt«, meint er heiter. »Wir haben wunderbar gearbeitet.« Er freut sich auf das neue Heim: »Ich habe dieses Heim satt. Sie bleiben hinter den Erwartungen zurück und treten die Theorie mit Füßen.«

»Zum Glück haben wir ein besseres Heim gefunden. Dort ist man auf Gedächtnisprobleme spezialisiert. Du wirst von Koepelhof nach Molenhof umziehen und auf der Station Jekerhof wohnen.«

Er kichert. »Hof, Hof? Wahrscheinlich der *Freudhof*, was?«

»Es liegt ganz in der Nähe des Stadtparks«, erkläre ich ihm.

»Spaßpark?«

»Stadtpark. Der Stadtpark in Maastricht.«

»Startpark.«

»Stadtpark.«

»Der Park vom Start«, behauptet er hartnäckig.

»Von der Stadt«, entgegne ich.

René: »Genau. Der Startpark.«

Er steht abrupt auf und geht mit unsicheren Schritten durch sein Zimmer. An der Tür fällt sein Blick auf einen Stapel alte Zeitungen. »Erstklassiges Geschenkpapier«, murmelt er und kniet sich neben die Zeitungen. Kurz darauf hat er vergessen, was er dort eigentlich wollte.

Eine Pflegerin bringt ein Glas Wasser mit Ruhetropfen. René nimmt ein paar Schlucke und stellt das Glas auf die Spüle. »Muss er das nicht ganz leer trinken?«, frage ich sie. Sie zuckt mit den Schultern. »Ach, das trinkt er später schon noch.«

Der Schweiß tropft ihm von der Stirn. René kann sich nicht mehr auf den Beinen halten. Er ist sogar zum Essen zu müde und lässt zum ersten Mal eine Mahlzeit aus. Er fällt sofort in tiefen Schlaf, während die Beine über der Bettkante hängen. Freitag, der 11. Juni. Was ist mit meinem Vater los?

Einige Stunden später wird er wach. »Klo!« Ich helfe ihm aus dem Bett, aber René knickt ein. »Ich kann nicht mehr laufen!«, ruft er voller Panik. Ich schleppe ihn zur Toilette. Vor der Kloschüssel bricht er wieder zusammen. Zu spät. Die Hose ist nass.

Nur mit Mühe kann ich ihn ins Bett zurückbringen. Seine Zunge ist geschwollen und der Mund verzogen: ein kleiner Schlaganfall, eine so genannte TIA – eine transitorische ischämische Attacke? Ich rufe Hilfe.

Eine Pflegerin misst den Blutdruck. Auch die Stationsleiterin schaut vorbei. Sie meint: »Ich werde mal den Hausarzt anrufen.«

»Muss er nicht sofort in die Ambulanz?«, frage ich überrascht.

Sie schüttelt den Kopf. »Das ist kein Notfall.«

Kein Notfall?

Kurz darauf steht die Stationsleiterin wieder im Zimmer. Sie wirft einen Blick auf René, der nur noch vor sich hinröchelt. »Es ist gut möglich, dass man ihm zu viele Tropfen gegeben hat.«

René muss wieder auf die Toilette. Ich zerre ihn hoch. »Zu spät. Oh, oh, oh, oh ...« René ist am Ende seiner Kräfte. Zwei Pflegerinnen kommen uns zu Hilfe. René schaut sie ängstlich an. »Wer seid ihr? Was wollt ihr von mir?«

»Papa, das sind Pflegerinnen«, versuche ich ihn zu beruhigen. Das klingt besser als Krankenschwestern. Aber für René sind es ungebetene Gäste, die nichts Gutes mit ihm im Schilde führen. Er zittert wie Espenlaub. »Ihr da, raus hier! Lasst mich in Ruhe!«

Wie viele Tropfen hat er bekommen? Die Pflegerinnen schauen einander an. »Also, ich glaube, er hatte nur Risperdal«, meint die eine. Ihre Kollegin: »Ja, Haldol haben wir ihm auch gestern nicht gegeben.« Die andere wieder: »Oder doch?«

Zwei Stunden später kommt sein Hausarzt. René liegt geifernd im Bett. »Ich vermute, dieser Zustand ist eine Reaktion auf die Medikamente«, meint der Hausarzt. »Aber das kann nur ein Neurologe diagnostizieren. Dann muss er ins Krankenhaus, die ganzen Untersuchungen über sich ergehen lassen. Das müssen Sie entscheiden.«

René hat das Gespräch verstanden. Er haut den Knoten selbst durch. »Versuch, mich am Leben zu erhalten. Aber nicht ins Krankenhaus!«

»Setzen Sie die Antipsychotika ab«, rät der Hausarzt.

Das Ende der Ruhekamikaze?

Und was stellt sich heraus? Bereits im März 2004 gab es Warnungen vor Risperdal und Olanzapin (Zyprexa), einem weiteren beliebten Antipsychotikum. Die Schlagzeile des Presseberichts der Europäischen Arzneimittel-Agentur EMEA lautete: »Warnung im Zusammenhang mit atypischen Neuroleptika bei älteren Demenzerkrankten.«

Welchem Risiko werden alte Demenzerkrankte ausgesetzt, wenn man ihnen in den Pflegeheimen das beliebte Mittel Olanzapin einträufelt? Verglichen mit einer Kontrollgruppe, die Placebos bekam, hätten sie ein dreifach erhöhtes Risiko auf einen CVA (*cerebrovascular accident*, im Volksmund ›Schlaganfall‹) und TIA, einen so genannten kleinen Schlaganfall. Außerdem bestehe ein doppelt so hohes Sterberisiko.

In dem Pressebericht heißt es weiter: »Daneben gibt es Hinweise [...], dass auch bei der Einnahme von Risperidon (Risperdal), einem weiteren atypischen Neuroleptikum, ein erhöhtes Risiko auf CVA in einem Umfang besteht, der dem der Einnahme von Olanzapin vergleichbar ist.« Die europäische Agentur schließt im Übrigen nicht aus, dass die Risiken für alle Antipsychotika gelten.

Allen Gefahren und Warnungen zum Trotz wird Risperdal in den Niederlanden dennoch weiterhin bei der Behandlung Demenzerkrankter verabreicht. Warum? Ich lege Professor Frans Verhey die Frage vor. »Der Umstand, dass vor Risperdal gewarnt wurde, bedeutet nicht, dass es ein schlechtes Mittel ist«, meint er. »Im Gegenteil: Andere haben wahrscheinlich noch größere Nebenwirkungen, die seinerzeit gar nicht untersucht wurden. Bei einem Mittel wie zum Beispiel Haldol ist völlig unbekannt, wie hoch das Risiko eines frühzeitigen Ablebens ist. Neuere Mittel sind besser dokumentiert. Das wird ihnen zum Nachteil.«

Verhey ist der Auffassung, die Warnungen hätten eher juristische als medizinische Gründe. »Mit Zyprexa zum Beispiel, Risperdals Konkurrenzmittel, waren wir sehr zufrieden. Doch plötzlich bekamen alle Ärzte einen Brief, in dem untersagt wurde, alten Menschen Zyprexa zu verschreiben, weil Untersuchungen gezeigt hätten, dass dieses Mittel bei Patienten mit einem CVA zu einem dreifach höheren Risiko frühzeitigen Todes führe.

Das ist natürlich dramatisch, aber das muss man wiederum gegen andere Schwierigkeiten abwägen.« Niederländische Ärzte erhielten also ein Schreiben mit der Auflage, Zyprexa nicht mehr zu verschreiben. Ihre amerikanischen Kollegen erhielten denselben Brief – allerdings für Risperdal. In den USA ist Risperdal für Ältere verboten. Verhey: »Alle meinen: Zyprexa ist verboten, Risperdal nicht – obgleich es sich um mehr oder weniger dasselbe Mittel handelt.« Verhey empfiehlt Risperdal. »Darüber sind wir uns landesweit einig. Wir denken, es ist besser als die alten Mittel«, meint er.

In der maßgeblichen Fachzeitschrift JAMA (*Journal of the American Medical Association*) findet sich eine Übersicht der Wirkungen und Nebenwirkungen von Medikamenten, die bei Demenz verschrieben werden.[16] Der Artikel lässt kein gutes Haar an der Behandlung von Demenzpatienten mit Antipsychotika. Er rät von der Einnahme ›typischer‹ antipsychotischer Mittel (wie zum Beispiel Haldol, Cisordinol, Dipireron) ab: Die Wirkung sei bestenfalls gering und es träten regelmäßig starke Nebenwirkungen auf. Atypische Antipsychosemittel (zum Beispiel Risperdal) zeigten nur mäßige Wirkung, in ihrem Fall bestünde ein erhöhtes Risiko auf einen Schlaganfall.

Zusammengefasst: Zuerst solle nach nichtmedikamentösen Behandlungsmöglichkeiten gesucht werden. Wenn das nicht gelänge, dürfe eine Behandlung mit Antipsychotika nur über einen kurzen Zeitraum erfolgen.[17]

Aber damit nicht genug. Etwa 15 bis 20 Prozent aller Demenzkranken leiden unter Lewy-Body-Demenz, bei der so genannte Lewy-Körperchen auftreten, die aber erst nach dem Tod nachgewiesen werden können.[18] Wenn Lewy-Körperchen im Spiel sind, darf der Arzt auf keinen Fall Antipsychotika verschreiben, da sie für Demenzkranke unverträglich sind und sie sogar an ihnen sterben können. Das gibt zu denken. Wenn fünfzehn bis zwanzig Prozent der Demenzkranken Lewy-Körperchen haben (ohne dies zu wissen), laufen fünfzehn bis zwanzig

Prozent der Demenzkranken Gefahr, an der Einnahme von Antipsychotika zu sterben.

Spielen wissenschaftliche Erkenntnisse denn keine Rolle mehr? In den Niederlanden verabreicht man Demenzkranken sehr häufig (und oft über einen langen Zeitraum) Antipsychotika. Im Jahr 2004 wurden 58.900 der über 65-Jährigen diese Mittel verschrieben; einhundert mehr als noch im Jahr zuvor.[19]

Die Warnungen fanden wenig Beachtung. Eine einzige kurze Nachricht erschien in der Tagespresse: »Nebenwirkungen Medikament: drei alte Menschen tot.«[20]

Samstag, 12. Juni. Narkotisiert von seinen Tropfen wird René ins neue Pflegeheim verlegt. Er kann nicht laufen und ist halb bewusstlos. Die Frau, die beim Essen neben ihm saß, eine freundliche Dame mit einem in Folge eines Schlaganfalls entstellten, faltigen Gesicht, bricht in Tränen aus. »Ihr Vater war ein wirklicher Gentleman. Ich werde ihn vermissen.« Kurze Zeit später muss auch sie das Feld räumen. Sie ist »zu fordernd«. Wir werden sie in der Pflegeklinik Klevarie wiedertreffen, ebenso wie Renés Nachbarn, Herrn C. Auch er ist »zu aggressiv« und bekommt ein Onewayticket Klevarie. Kurz darauf stirbt er.

Sieben Monate zuvor war René quicklebendig und fröhlich im Alten- und Pflegeheim Koepelhof angekommen. Jetzt wird er in einem Rollstuhl hinausgefahren. Als wir an der Empfangsdame vorbeikommen, kann ich mich nicht länger beherrschen: »Nennen Sie das etwa Pflege?«

# 8

## Alzheimer-Sicherheitsverwahrung

René steht auf wackligen Beinen vor dem Bücherregal. Er berührt die Bücher der Reihe nach. »Eins, zwei, drei, vier, fünf, sechs, sieben«, übt er. Er knüllt eine Zeitung zusammen, stopft sie in einen Kissenüberzug und sieht sich überrascht um. In seiner Umgebung hat sich etwas verändert, aber was?

Sein neues Zimmer im Erdgeschoss ist ziemlich dunkel und schmal. Vor dem Fenster stehen ein Baum und ein paar Sträucher. »Kannst du mir sagen, wo ich bin?«, fragt er scheinbar beiläufig.

»Du befindest dich auf einer Pflegestation, im Herzen Maastrichts. Vor vier Tagen bist du umgezogen.« Ich berichte von der turbulenten Zeit, die hinter ihm liegt. Versteht er mich? »Weißt du, wo du bist?«, frage ich zur Sicherheit.

»Aber sicher«, meint er. »Im neuen Nebengebäude der Universitätsklinik.«

Der Optimist kann es kaum erwarten, mit seiner neuen Arbeit anzufangen. »Es ist doch immer wieder herrlich, Neues zu entdecken.«

Gemeinsam erkunden wir die Station. Unser Weg führt uns in einen kurzen Flur ohne Ausgang und mit weißen Wänden, an denen hier und da braune Körbchen befestigt sind. René bleibt vor einem stehen und befühlt den Inhalt. Er fühlt sich weich an. »Was ist denn das?«

»Kuscheltiere und Puppen«, antworte ich.

»Kusch-was?«

»Diese Stofftiere«, erkläre ich, »mit denen Kinder spielen.«

»Kinder?« Er schaut mich niedergeschlagen an. »Und das erzählst du mir erst jetzt? Ich dachte, ich behandle alte Menschen.«

Zu beiden Seiten sind Türen. Die »Büros« seiner acht »Kollegen« – sieben Frauen und ein Mann. René: »Werden wir erwartet?« Er klopft höflich an. Keine Antwort. Auch die nächste Tür ist verschlossen. Wo er es auch versucht, niemand öffnet. »Urlaub?«

Drei lachende Frauen kommen ihm entgegen. Sie gehen Arm in Arm und sind fröhlich. »Wohin gehen Sie?«

»Ich suche mein Arbeitszimmer«, antwortet René.

»Arbeitszimmer? Aaarbeitszimmer!« Sie brüllen vor Lachen.

»Sie können mir offensichtlich nicht helfen«, meint René verletzt. »Aber trotzdem herzlichen Dank.«

»Er sagt: trotzdem herzlichen Dank«, kichert eine der drei Frauen. Schallend lachend ziehen sie weiter.

Welch ärgerliche Verzögerung! Womit war er gerade noch beschäftigt? René ist am Ende des Ganges gestrandet, direkt vor der Tür der Stationsleitung. Er rüttelt an der Türklinke. »Gibt es hier denn keinen Ausgang?«, fragt er besorgt. Abrupt dreht er sich um und geht zum anderen Ende. Dort ist der ›Tagesraum‹, in dem die Bewohner den größten Teil ihrer Zeit verbringen – mit einer Fernsehecke, ein paar Esstischen und einer bescheidenen Küchenzeile.

In der Fernsehecke sitzen ein paar Bewohner schweigend beieinander. René bleibt stehen. Er beobachtet. Er kann nur noch Umrisse erkennen. »Sehe ich das richtig: Sind das alte Leute?«, fragt er mich. »Ja? Was machen sie da? Meditieren?«

»Schon möglich«, antworte ich.

»Sind sie Gegenstand oder Antreiber einer Untersuchung?«, fragt René weiter. Plötzlich wird er blass. Was sieht er da? Die verschwommenen Konturen zweier in Weiß gekleideter Frauen, die sich zwischen den Meditierenden einen Weg bahnen. Welch paranormales Schauspiel! Warum spähen seine Untersuchungsobjekte schweigend ins Weite?

»Was für eine Einrichtung ist das hier eigentlich?«, fragt er beunruhigt.

»Ein Pflegeheim.«

»Pflegelalala? Was ist Plegelalala?« Das Wort ruft bei ihm keinerlei Assoziation hervor. »Das ist die Beschreibung, die Sie hörten, und ich bin nicht verpflichtet, es näher zu erklären. So. Sollen wir uns so schnell wie möglich auf den Heimweg machen?«

Neue Herausforderung: Ausgang suchen. René ist sicher, dass es ihm gelingen wird. Er hat auch schon eine Idee: Hinter dem meditierenden Grüppchen befindet sich eine Tür mit Drahtglas. Ab und zu gehen Leute hindurch. Das muss der Ausgang sein! Aber als René an der Klinke rüttelt, bleibt das Tor zur Außenwelt verschlossen. Wie ist das möglich?

Unglücklich trottet er durch den Gang. Er muss auf die Toilette, auch das noch. Und zwar dringend! »Ich muss, ich muss … wie heißt das auch wieder?«, meint er zu mir. »*Massen-haufen.*«

»Massenhaufen?«

»Ich habe Probleme mit meinem *Auspuff*«, sagt er ratlos. Selbst in einem solch kritischen Moment lässt ihn die Sprache im Stich. Mir geht ein Licht auf. Ich eile zu einer Pflegerin, die im Tagesraum gerade Kaffee kocht. »Mein Vater muss ganz dringend auf die Toilette.«

»Kein Problem, ich helfe ihm gleich«, meint sie freundlich.

Danach eilt René wieder durch den Gang. »Ich kann meine *Schraube* nicht finden«. Er macht Drehbewegungen mit der Hand.

»Meinst du Schlüssel?«

Genau. Dann könne er nach Hause. Aber wo wohne er auch wieder? Seine Gehirnwindungen ächzen. »Etwas mit Zügen davor.« Die Bahnlinie vor dem Alten- und Pflegeheim Koepelhof ist das Einzige, was ihm jetzt einfällt.

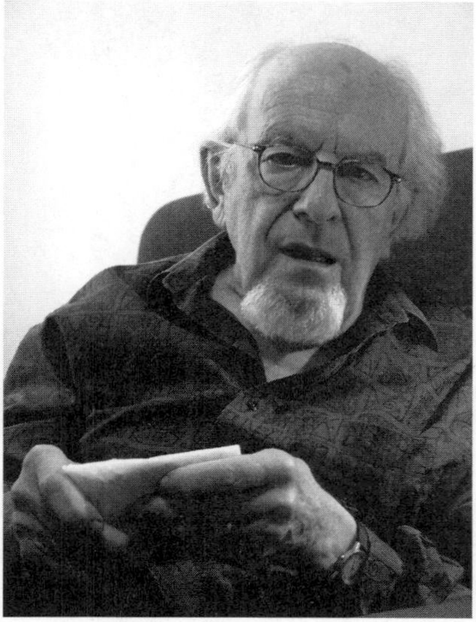

»Es ist, als existiere man immer weniger.« René über seine beginnende Demenz.

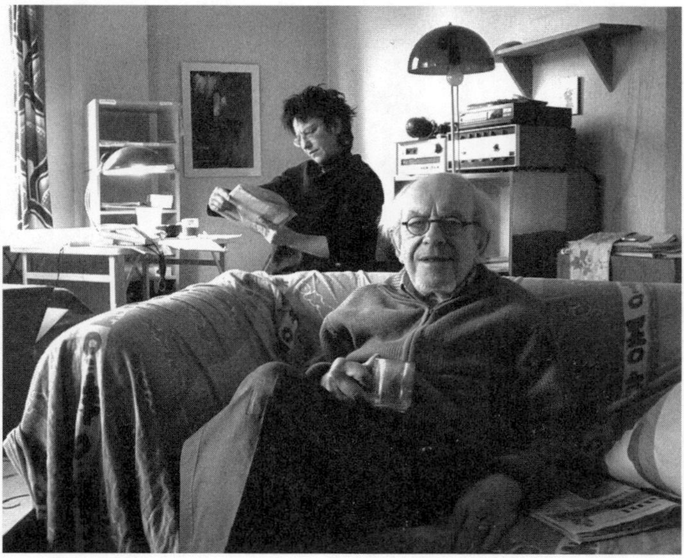

In seiner Tilburger Wohnung, Anfang Oktober 2003. »Als lebe man in einer Wolke. Jegliche Ordnung ist verschwunden.«

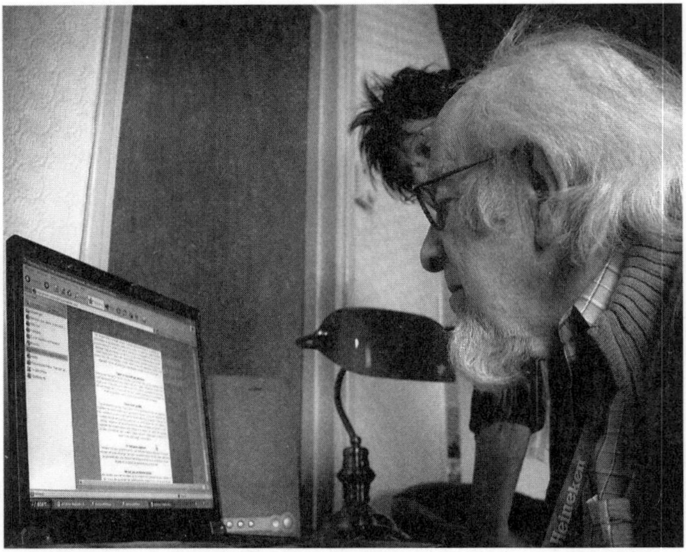

Computer faszinieren René. »Wir haben Riesenfortschritte gemacht.«

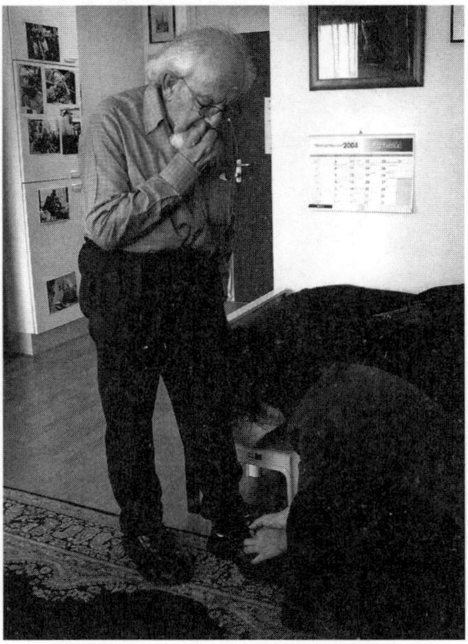

»Ich komme mir vor wie ein Kleinkind.«

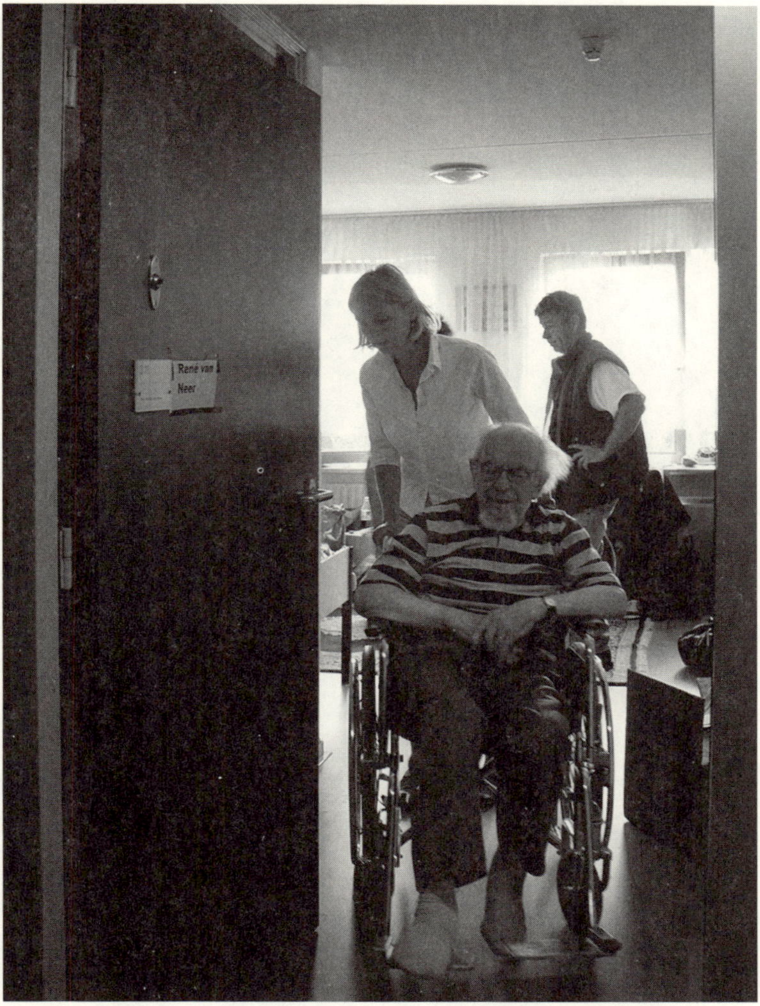


Umzug vom Alten- und Pflegeheim Koepelhof ins Pflegeheim Molenhof, Juni 2004.

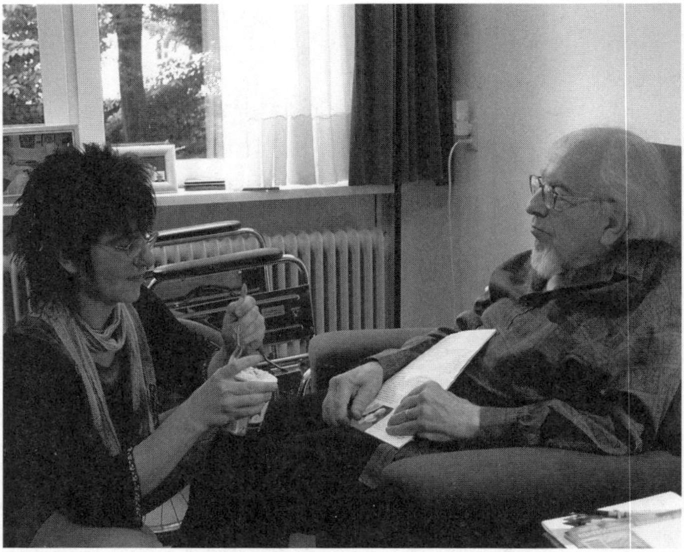

»Bin ich in Händen einer Sekte?« Die erste Woche auf der geschlossenen Station im Pflegeheim Molenhof.

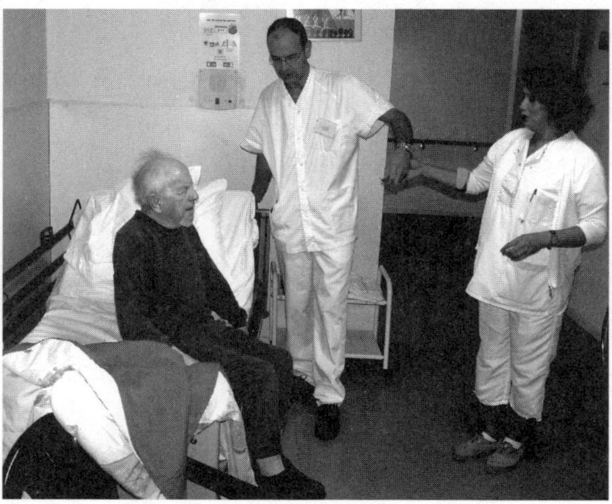

So beginnt sein Tag. »Wer ist die Frau in dem weißen Kostüm?«

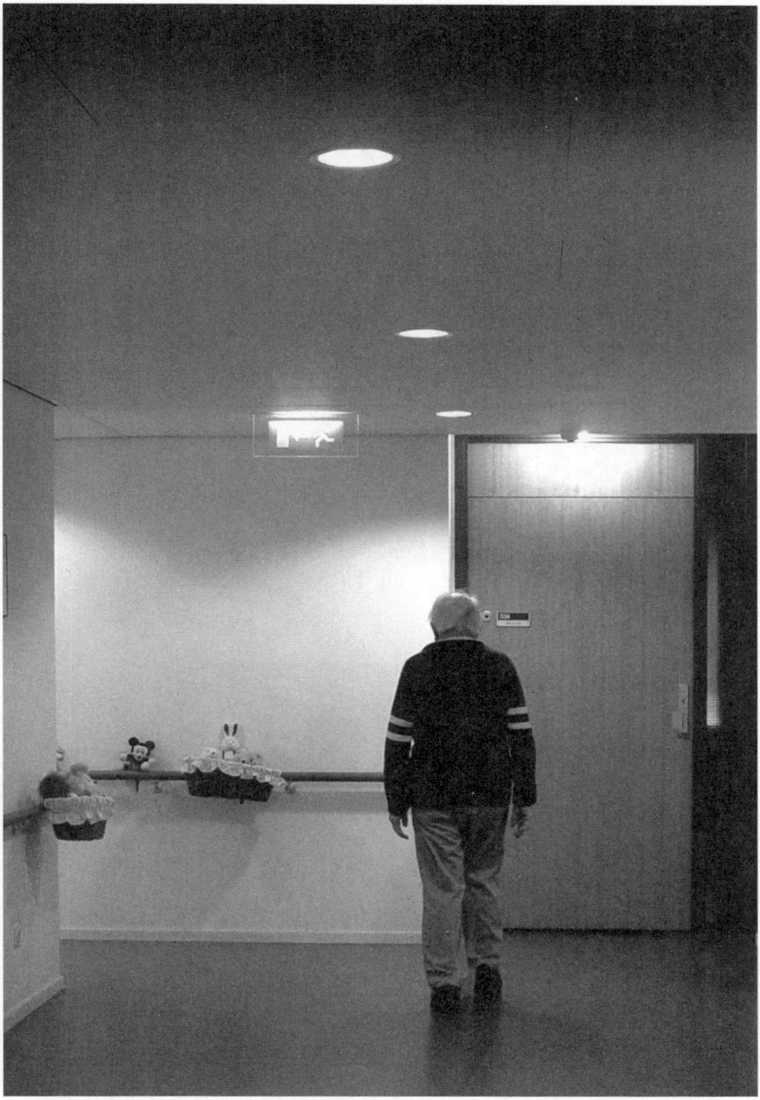

Wo ist der Ausgang? Stundenlange Irrwanderungen.

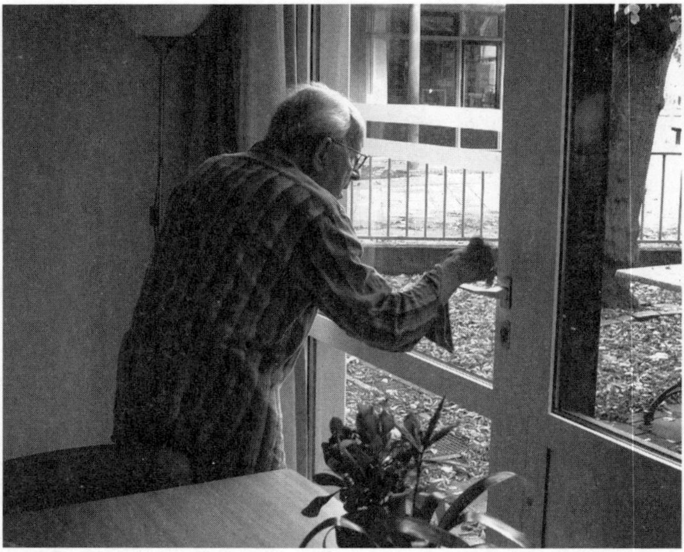

Der Psychologe ist in einer Welt der Schlüssel und Schlösser gelandet.

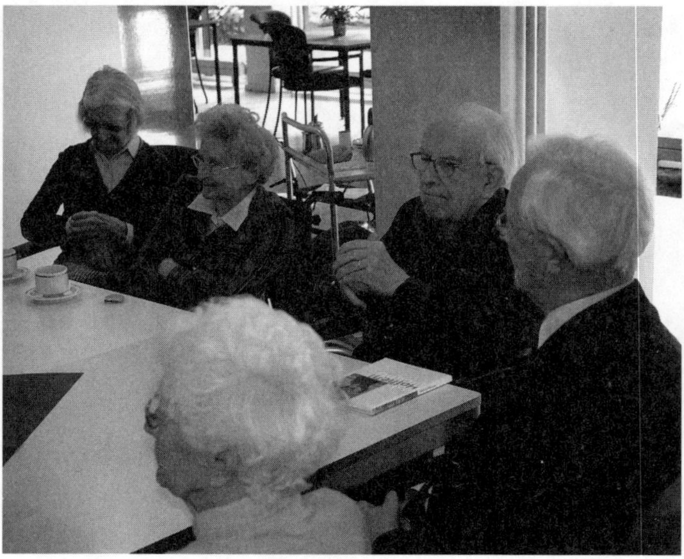

Langeweile während des Vorlesens: »Ein typisches Beispiel für einen vollkommen misslungenen Vormittag.«

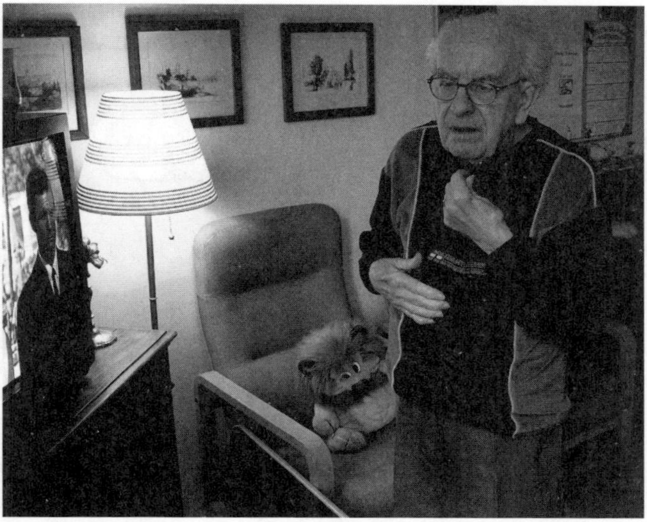

»Alles ist in einen Schleier gehüllt.« Gegenstände zu erkennen, wird immer schwieriger. Januar 2005.

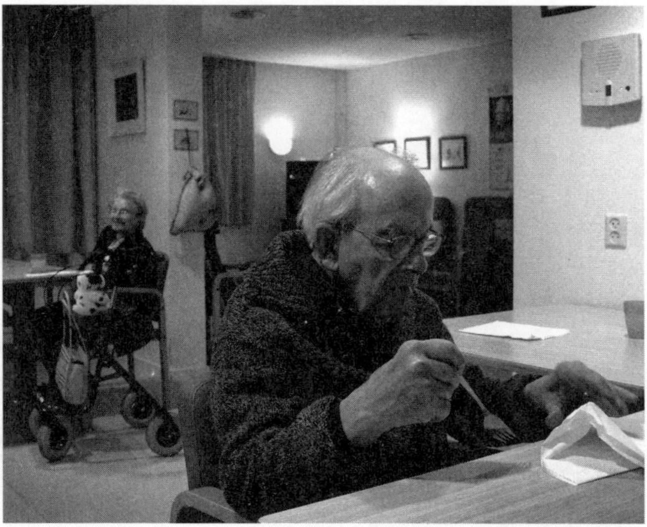

»Ich könnte schwören, dass hier gerade noch mein Teller stand.«

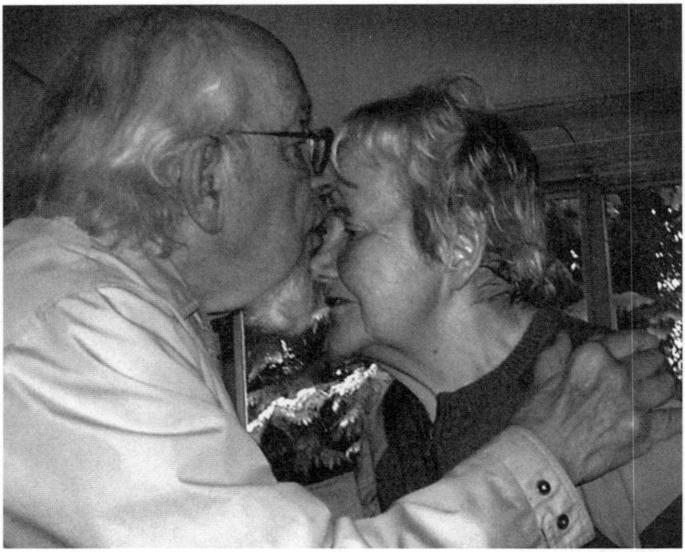

Abschied von Someren. »Mach's gut, Marijke.«

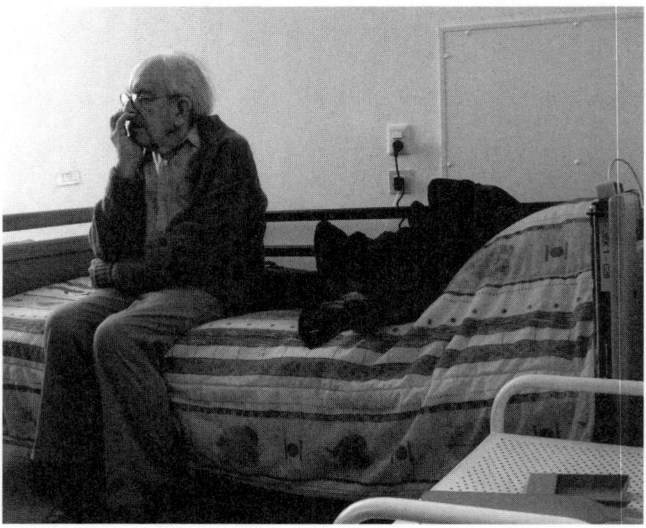

So will René nicht mehr leben. Aber seine Patientenverfügung gilt nicht mehr. Er ist »unzurechnungsfähig«.

»Papa, tut mir leid: Du wohnst hier.«

René ist sprachlos. Alles bis hin zu seinem Kleiderschrank ist abgeschlossen. Sogar sein Zimmerfenster ist verriegelt. Das macht ihm Angst. »Wie komme ich raus, wenn es brennt?«

Der Psychologie ist in einer Welt der Schlüssel und Schlösser gelandet. Er schlägt die Hände vors Gesicht und fragt: »Habe ich das Gesetz übertreten?«

»Nein.«

»Bin ich der Hauptverdächtige?«

»Du hast nichts verbrochen.«

»Werde ich eines Vergehens beschuldigt? Wenn man der Beschuldigungen beschuldigt wird … und wieder: Text weg.«

»Niemand hat dich beschuldigt.«

»Warum bin ich dann eingesperrt?«

Was soll ich sagen? Demenzkranke werden auf der ganzen Welt »zu ihrem eigenen Wohl« ihrer Freiheit beraubt.

René ist wütend: »Wer hat sich das ausgedacht? Das ist die reine Schikane.«

Ein Eis lässt René seine bedrängte Lage für kurze Zeit vergessen. »Herrlich!« Er sitzt in seinem Armsessel und genießt. »Ich würde durchaus gern noch etwas essen«, meint er. Worauf hat er Lust? Er reibt sich die Hände. »Wie heißt es auch wieder? Ein kleiner … Rand … und noch ein Kettchen.«

»Kettchen?«

»Nein, ein *Rundchen.*« Er zeichnet einen Kreis in die Luft. »Man kann es essen.«

»Ein essbarer Kreis?«

Neuer Anhaltspunkt: »Man packt es aus einem runden Ding aus.«

»Ein Keks?«

Na endlich.

»Und gibt es hier irgendwo ein Klo?«, fragt er leise.

In seinem Zimmer ist hinter einer Schiebetür die ›Nasszelle‹

mit Waschbecken, Dusche und Toilette. Doch René sieht nur eine weiße Fläche. Farben und Linien verblassen, die Kloschüssel verdampft im gebrochenen Weiß der Fliesen. Okay, seine Tochter behauptet, er stehe vor der Toilette. Na dann los. »Jetzt musst du mich kurz allein lassen«, meint er bestimmt. Er schämt sich für seinen Kampf mit dem Hosenknopf.

Die Hose ist auf, aber wo ist die Toilette? Er zwinkert mit den Augen. Kein Klo zu erkennen. Vielleicht eine französische Toilette? So muss es sein.

So. Und jetzt? Wie kommt er aus diesem engen Raum wieder heraus?

Ich schiebe die Tür auf. Auf dem Badezimmerboden ist eine Pfütze. »Erst passiert das, dann wieder das«, kommt er schimpfend heraus. »Für mich macht nichts mehr einen Sinn.«

Es klopft an der Tür. Es ist der HVP, der Renés Pflege koordiniert. »Ich sehe, dass Sie Aufnahmen machen«, meint er höflich. Der Kassettenrekorder läuft. »Darf ich stören?« Er hat Neuigkeiten. »Der Physiotherapeut hat gesehen, wie René läuft. Und was ist das Ergebnis: Herr van Neer zieht leicht ein Bein nach.«

Seit der Tropfenmalaise ist René schlecht zu Fuß. »Deshalb geht er unsicher und kann fallen. Er muss begleitet werden.«

»Darf er nicht frei herumlaufen?«, frage ich. Als redeten wir von einem Hund, denke ich beschämt.

»Nein, er darf nicht frei herumlaufen. Aber er steht natürlich selbst auf. Dann besteht das Risiko, dass er fällt.« Der HVP empfiehlt uns, Hüftschoner zu besorgen. »Denn wir können nicht die ganze Zeit jemanden neben ihn setzen. Wenn Sie wollen, dass er nicht fällt, dann muss man etwas improvisieren mit einem Riemen oder Brettchen. Wahrscheinlich ist es noch etwas verfrüht, aber ich wollte es schon mal gesagt haben.«

Ich bin sprachlos. Soll mein Vater auf seine alten Tage ›fixiert‹ werden: festgebunden? René hat das Gespräch nicht verstanden, aber mein besorgtes Gesicht beunruhigt ihn. Als der

Pfleger gegangen ist, meint er: »Schlechte Nachrichten, richtig? Was hältst du von einem Stück Kuchen?«

Die Bewohner vom Pflegeheim Molenhof können im großen Saal einen Happen essen, nicht weit von Jekerhof 1, der Station, auf der René wohnt. Als wir uns der Tür nähern, hören wir eine laute Stimme:

»Sechsunddreißig … einundachtzig … vierzehn.«

René spitzt die Ohren.

»Fünfzehn … achtundsechzig … neunundzwanzig.«

»Was ist das nun wieder?«

»Achtzehn … zweiundvierzig … neununddreißig.«

Es geht einen Schritt zurück und meint: »Sollen wir wirklich weitergehen? Sie stehen in Reih und Glied und machen abwechselnd einen Schritt nach vorne.« Was meint er? »Vor noch nicht allzu langer Zeit mussten solche Leute zur Zwangsarbeit. Zum Beispiel: mit einem Stock Gräben *ausballern.*« Glaubt er sich auf einem Gefangenenappell in Sträflingsjacke und mit Nummer auf dem Rücken?

Doch man spielt nur Bingo. Was wir hörten, war das Ausrufen der Nummern.

Wir bahnen uns einen Weg um die vollbesetzten Tische, René hängt ängstlich an meinem Arm: Die Zahlen fliegen ihm um die Ohren. Mit einen Stück Kuchen in der Hand flüchten wir aus dem Saal.

Er wischt sich den Schweiß von der Stirn. Wie kommt er in Gottes Namen nach Hause?

Am selben Abend noch unternimmt René einen Fluchtversuch. Er postiert sich neben der Eingangstür und wartet auf eine günstige Gelegenheit. Es kommt jemand herein. Er schlüpft vorbei, aber man hält ihn auf. Erwischt!

Am nächsten Morgen sucht René etwas in seinem Zimmer. Was hat er verloren? »Den *Essenaufbewahrapparat*, mit Inhalt!«, meint er empört. »Wer steckt da nun wieder dahinter?«

»Ein Kühlschrank im eigenen Zimmer ist hier leider verboten, Papa.«

»Verboten?«

Die Stationsleiterin hatte sich nicht erweichen lassen. »Wenn die Bewohner durch verdorbenes Essen krank werden, sind wir juristisch verantwortlich«, meinte sie zu mir. Also kein Kühlschrank im Zimmer meines Vaters.

René: »Aber habe ich denn so ein *Aufwärmding*?« Nein, auch keine Mikrowelle. Und auch keinen Topf.

»Wie soll ich denn dann kochen? Das ist unerhört!« Mit großen Schritten geht er zur Zimmertür.

»Wo willst du hin?«, frage ich besorgt.

»Zum Kaufhaus. Einen Kühlschrank kaufen. Und einen Topf. Ich lasse mich nicht verhungern.«

»Du darfst in deinem Zimmer doch gar nicht kochen«, meine ich.

Jetzt ist er mit seiner Geduld am Ende. »Was ist das hier für eine seltsame Sekte?«

Eine Pflegerin steckt den Kopf zur Tür herein. »Guten Tag, Herr van Neer, kommen Sie gleich zum Mittagessen?«

René: »Haben wir denn Essen bestellt?«

Man weist ihm den Platz gegenüber von Klaas zu. Klaas ist als »taub und dement« bekannt. Ein baumstarker Kerl, zahnlos und glatzköpfig. Außerdem bewegt er oft unruhig die Füße.

»Was ist das für ein Restaurant?«, fragt René. Seine Hand tastet über den Tisch, aber es gibt keine Menükarte. Man bindet ihm eine aberwitzig große Serviette um, und damit sieht er aus wie ein Kleinkind im Seniorenalter. »Gibt es hier auch Pistolen?« Ja, ich habe ihn richtig verstanden. »Pistolen zum Schießen. Peng, peng«, erklärt er.

Zwei Pflegerinnen verteilen Suppe und Brot. »Haben Sie einen Moment Zeit?«, fragt René, als eine von ihnen an seinem Tisch steht. »Was kostet dieses Abendessen? Wurden die Transaktionen ordnungsmäßig abgewickelt?«

»Was meinen Sie?«, fragt sie überrascht.

»Ich habe meine Finanzen gern unter Kontrolle«, erklärt er. »Können Sie mir vor der Mahlzeit die Rechnung bringen?«

Es ist nicht leicht für meinen Vater. Vom Fernseher im Hintergrund schallt laute Blasmusik herüber, während ihm Klaas ständig (unabsichtlich) gegen das Bein tritt. Sogar der Löffel leistet Widerstand. Wenn René rechts in den Mund will, bewegt sich das Unding nach links. Er schimpft: »Auf diese Weise wird die Arbeitsbesprechung von einem unbekannten Stück Eisen sabotiert.«

Nach dem Mittagessen erwartet ihn eine neue Überraschung. Wo sind nur seine Kollegen? Nun, sie halten »Alzheimer-Siesta«, den obligatorischen Mittagsschlaf. Der Fernseher ist aus, das Licht gedämpft. Alle müssen eine Stunde schlafen, denn das soll gut für sie sein.

Ist das wirklich so? Die Wissenschaft ist anderer Ansicht. Mittagsschlaf? Besser nicht. Körperliche Anstrengung komme vielmehr der Nachtruhe zugute.[21]

René hat keine Lust auf das Pflichtnickerchen. Reine Zeitverschwendung. Er hat so viel um die Ohren! Flucht aus der Demenzhaft hat höchste Priorität.

»Papa, ich muss nach Hause«, teile ich mit.

Hat er richtig gehört? Lasse ich ihn allein? Sein Gesicht verfinstert sich. »Schreibst du bitte deine Telefonnummer auf? Und alle Reservenummern? Und ist genug Essen im Haus?«

Ich tippe eine Zahlenkombination in das Codeschloss neben der Tür. René verfolgt neugierig mein Tun und fragt: »Was ist das für ein Apparat?«

»Ein Codeschloss. Du kannst das Zimmer nur verlassen, wenn du den Zahlencode kennst.«

»Oh, sag das doch gleich!« Sein Gesicht heitert sich auf. Hätte er das früher gewusst, hätte es ihm eine Menge Sucherei erspart. »Kannst du ihn mit großen Buchstaben für mich aufschreiben?«

»Das hat leider keinen Sinn, Papa. Du kannst den Apparat nicht bedienen.«

Doch er lässt nicht locker. »Kannst du mir nicht eine Kopie der Gebrauchsanweisung machen? Und ist da eigentlich Garantie drauf?«

»Bis morgen«, sage ich auf der anderen Seite der Tür, der Seite der Freiheit.

»Aber der Tag ist noch lange nicht vorbei, denn morgen ist wieder einer«, versucht er meinen Abschied hinauszuschieben. Aber ich muss wirklich gehen.

René geht nervös durch den Gang. Jetzt ist er allein auf sich gestellt, einer mysteriösen Organisation ausgeliefert, von der er nicht weiß, was sie mit ihm vorhat. Und er hat nicht einmal Essen im Haus. Er muss so schnell wie möglich weg von hier. Er rüttelt an dem Kästchen vom Notausgang, klopft an ein Fenster, probiert alle Türen aus. »Lasst mich raus, sonst mache ich alles kaputt«, schreit er seinen ›Wärter‹ an. Aber das Tor zur Freiheit bleibt zu – auch wenn René ›freiwillig‹ aufgenommen wurde.

Der Unheil verkündende Telefonanruf kommt am frühen Abend. René soll der Stationsleiterin einen Schlag versetzt und Mitbewohner sowie Personal bedroht und beschimpft haben. »Er wollte keine Vernunft annehmen«, berichtet die Pflegerin am Telefon. »Jetzt sitzt er in unserem Büro und weigert sich zu gehen.« Ob ich so schnell wie möglich kommen könne?

René sitzt am Schreibtisch zwei gequält aussehenden Pflegerinnen gegenüber.

»Ha, die Amsterdamer Polizei«, begrüßt er Cees und mich. »Kommt ihr, um mich zu verhaften?« Zu mir: »Hast du dich etwa zu einem anderen Glauben bekehrt? Gehörst du jetzt auch zu dieser Sekte?«

Eine der beiden meint: »Es fing mit Diebstahl an. Ihr Vater glaubte, es sei eingebrochen worden. Er wollte die Polizei rufen.«

Ihre Kollegin: »Es ist fraglich, ob er hier behandelt werden kann. So ein schwerer Fall …«

»Welch abscheuliche Psychiatrie!«, fällt René ihnen ins Wort. »Sobald ich Zeit habe, werde ich diesen *Miststand annagen.*«

Vor ihm auf dem Tisch liegt ein Stapel Pflegeakten. Er klopft auf seine eigene und fragt: »Was machen wir mit diesem Patienten? Wo ist der Behandlungsplan?«

Sie fährt fort: »Ihr Vater möchte nicht einmal Wasser trinken. Er sagt: ›Ich trinke nicht, was hier serviert wird.‹ Er denkt, dass wir etwas hineingetan haben.«

Das hat René richtig erkannt. Zwei Tage zuvor wurde er erneut einer Ruhetropfenkur unterzogen. Anlass? Er soll morgens grundlos ein großes Tamtam veranstaltet haben. Die Pflegerin solle ihn in Ruhe lassen! Schimpfend marschierte er durch den Flur und dabei mussten auch die Frühstücksteller daran glauben.

Was hatte sich an jenem Morgen abgespielt? Wollte er mich anrufen und suchte vergeblich sein Telefon mit der ›Nottaste‹? Es gehörte zur Einrichtung des alten Heims und blieb dort. Zwar gibt es ein anderes Telefon mit großen Tasten für Sehgeschädigte, aber René kann keine Nummer mehr eingeben.

Suchte er seinen Schreibtisch mit Zetteln und Büchern? Das neue Zimmer ist kleiner, der Schreibtisch passte nicht hinein. Wollte er ein Butterbrot schmieren und musste er daraufhin abermals feststellen, dass der Kühlschrank samt Inhalt gestohlen wurde? War er auf der Suche nach der verschollenen Toilette? Wollte er Kleider, konnte aber den Schrank nicht öffnen? Wer hat ihm die Kleider weggenommen? Oder drang seine erbärmliche Situation – unschuldig verurteilt – für einen Augenblick wieder zu ihm durch? Denn René »ist sich ab und an bewusst, dass er auf einer geschlossenen Station ist. Dadurch wird er unruhig und ängstlich«, heißt es in seinem Aufnahmedossier. Und in der Pflegeakte: »Herr van Neer hat Angst, eingesperrt zu sein.«

Jetzt hat der Alzheimer-Aktivist mit grimmiger Miene das Büro der Stationsleiterin besetzt. Die Pflegekräfte sind völlig ratlos: Sie müssen noch ihre Eintragungen in die Akten machen. Wäre ich bitte so freundlich, ihn in sein Zimmer mitzunehmen?

»Sollen wir zusammen in dein Zimmer gehen?«, schlage ich René vor.

Er schaut mich fragend an. »Sollebusameizumugehn?«

Der Zimmerboden ist übersät mit Büchern. Und nicht mit irgendwelchen Büchern, René hat mit seinem eigenen Werk um sich geworfen. Geschrieben in einer Zeit, als er sich noch auf sein Gehirn verlassen konnte. Sein Lebenswerk liegt auf dem Boden, als habe er eigenhändig einen Teil seiner Geschichte einreißen wollen.

Er zittert wie Espenlaub. »Sind die Einbrecher jetzt eingebuchtet?« Er lässt sich vorsichtig aufs Bett fallen, krümmt sich zusammen und legt die Hände vor die Augen. »So stehe ich das nicht durch. Das möchte ich nicht erleben. Ich hoffe wirklich, dass es schnell vorbei ist. Gott sei Dank gibt es euch *harte Veteranen*. Bis vor einem halben Abend glaubte ich nicht, ich könne dem Elend jemals entrinnen.«

Mit zitternden Händen trinkt er Kakao aus einem Becher. »Ich habe keine *Aufhaltrechte* mehr«, meint er traurig.

»Aufhaltrechte?«

»Ja, was ich sage. Man kann sie nicht aufhalten. Sie machen mit einem, was sie wollen.« René hat keine Verfügungsgewalt mehr über sein Leben. »Das ist das Wichtigste, wenn man eingewiesen wird: Man muss in einen unbekannten Kreis springen, schauen, wo man landet«, erklärt er. »Man kann selbst wenig einbringen: Wie springe ich, wann springe ich, wer springt mit?«

Wüsste René nur, was der »unbekannte Kreis« von ihm will. »Dieser macht das, jener etwas anderes, und sie fragen und fragen und fragen. Mal dies, mal jenes. Und dann kommt jener wieder herein.« Er versucht zu verstehen, was um ihn herum geschieht, aber er bekommt es nicht in den Griff.

»Ich habe überhaupt kein Selbstvertrauen mehr.« Er spürt, dass er ständig versagt. »Und der Hauptgrund ist: Ich verstehe nicht mehr, was im Schrank steht.« Seine Bücher also. »Meine Arbeit wurde mir genommen. Sie fehlt mir. Musst du übrigens nicht aufpassen, dass dir nicht *Befangenung* vorgeworfen wird?«, fragt er mich besorgt.

»Was meinst du?«

»Sie haben es jetzt auf mich abgesehen. Bald sind sie auch hinter dir her.« Er seufzt tief auf. »Was tue ich dir an? Ich *belästere* dich mit meinem Kummer und nehme deine kostbare Zeit in Anspruch.« René leidet unter Schuldgefühlen. Er entschuldigt sich häufig für die »elende Lage«, in die er mich gebracht hat. »Ich falle dir mit meinen Problemen zur Last und dabei hast du selbst schon so viel um die Ohren.«

Er setzt sich auf und sagt mit strengem Ton zu sich selbst: »Man muss zu Kräften kommen. Zeit bekommen. *Kursen* und eine andere Welt aufbauen. So. Sollen wir jetzt nach Hause gehen?«

Was hat ihm seine Einmannaktion gebracht? René ist noch immer gefangen. Verrückt macht ihn das. Er irrt stundenlang auf seiner Station umher, auf der Suche nach dem Ausgang, der Toilette, etwas zu essen oder irgendeiner sinnvollen Beschäftigung: Er langweilt sich zu Tode.

Und was ist mit den Aktivitäten, die das Pflegeheim organisiert? Dabei ist René nicht willkommen: »Wenn Herr van Neer die Station verlässt, braucht er umfassende individuelle Betreuung. Leider ist dies bei den Gruppenaktivitäten nicht möglich.« Er darf nur in Begleitung eines ehrenamtlichen Betreuers teilnehmen.

Die Aktivitäten sind jedoch sowieso nichts für ihn: Gedächtnistraining, Handarbeiten, Kaffeekränzchen, Bewegungsübungen, Bingo, Singen, Muscheltag, Tanznachmittag, Grillen, Karneval, Playbackshows, Nikolaus – gut gemeint und mit großem Einsatz organisiert, doch konzipiert aus der Sicht Nichtdemenzkranker. Was ihnen gefällt, werden sicherlich auch Demenzkranke zu schätzen wissen, oder?

Sein Bruder Léon nimmt ihn zur Vorlesestunde mit. Früher konnte er so etwas genießen, nun ist es zu schwierig für ihn. Unverständliche Wörter prasseln auf ihn ein. Sie ergeben keinen Sinn mehr für ihn, so sehr er sich auch zusammenreißt. »Ein typisches Beispiel für einen vollkommen misslungenen Vormittag«, lautet nach Ablauf sein Kommentar.

René hängt lustlos auf der Station herum. »Ich sitze hier nur meine Zeit ab«, meint er düster. Er verbringt viel Zeit im Aufenthaltsraum, häufig in Gesellschaft von Klaas, während die anderen an den ›Aktivitäten‹ teilnehmen. Auch Klaas gilt als zu unruhig. Einmal pro Woche spielt man mit ihm eine halbe Stunde Dame. Dann lebt er richtig auf. Der Mann aus Utrecht war eines Tages obdachlos geworden. Ein Wohltäter befreite ihn aus den Händen der Maastrichter Heilsarmee und fand einen Platz im Pflegeheim Molenhof für ihn.

Auch der Gang bietet wenig Interessantes – außer den kleinen Körben mit Plüschtieren. Bisher ließ sich René dafür nicht begeistern, aber eines Tages nimmt er einen solchen Korb genauer unter die Lupe.

Er fasst hinein und befühlt den Inhalt. »Darf ich dies haben?« Ein Stofftier in knalligem Orange. Ist er endlich so weit? Kann er sich nun ohne Scham dem Spielzeug hingeben? Ich ermutige ihn: »Leb dich nur aus, Papa. Nimm schon!«

René läuft etwas unbehaglich mit dem Plüschtier herum. Er befühlt es und kneift hinein. »Ich kann damit nichts anfangen!«, ruft er überrascht. »Es ist ohne Flüssigkeit.« Zur Sicherheit kneift er noch einmal hinein. Nichts, kein einziger Tropfen. »Gut, dann bringe ich es eben wieder zurück«, meint René enttäuscht. Er dachte, es sei eine Apfelsine. Da hat er sich wieder lächerlich gemacht.

Auch Klaas hat keinen leichten Tag. Seufzend geht er umher: Er hat Beklemmungen. Er tritt seine Schuhe von sich, trinkt ein Glas Wasser in einem Zug leer und zu allem Unglück rutscht ihm auch noch ständig die Hose. Aber dann entdeckt Klaas einen Kaktus, den er stolz vor sich herträgt. Der Spaß ist nur von kurzer Dauer: »Klaas, gib ihn zurück, du darfst Sachen nicht herumtragen.« Kaktus ade. Als ich die Tür öffne, versucht er zu entwischen.

Auch wenn sich die neun Bewohner zusammen in der Fernsehecke ›entspannen‹, will es nicht richtig gemütlich werden. Sie sitzen meistens schweigend beieinander, weil sie nicht mehr kommunizieren können. Ihnen fehlt jegliche Orientierung im Gespräch und sie warten auf jemanden aus der ›normalen‹ Welt, der für Unterhaltung sorgt. Doch so jemand kommt selten. Wie schon im Alten- und Pflegeheim Koepelhof schaffen auch hier die Pflegekräfte nur die notwendigsten Aufgaben: waschen, körperliche Versorgung, anziehen, Medikamente verteilen, füttern, Toilettengang, Pflegeakten führen. Nach Berechnung einer Organisation für Pflegeheime und -kliniken erhalten die Bewohner durchschnittlich zweieinhalb Stunden Pflege pro Tag. Dennoch setzen die Pflegekräfte alles daran, die Bewohner zu verwöhnen. Kuchen am Sonntag zum Beispiel. Das bringt Abwechslung in den Alltagstrott.

Demenzkranke von heute müssen erfinderisch sein. Denk dir selbst eine Beschäftigung aus, heißt das Motto. René steht am Flurgeländer und wischt mit seinem Ärmel darüber. Was macht er nur?

»Ich putze.«

»Ist es denn schmutzig?«

»Ja sehr. Und außerdem ist die Stange locker.« Er schaut mich fragend an: »Braucht man Öl?« Und er erklärt: »Zum Backen und Braten. Mit *ganzem Gemüse*, auch wenn man sich hier nicht sofort ans Kochen, Backen und dergleichen macht.«

»Hast du etwa Hunger?«

»Nein, nein. Ich meine: Braten ist eine Empfehlung, nicht zu warten. Als Gastgeberin kannst du sagen: ›Ich brate euch etwas.‹ Und wenn du keine Lust hast, lässt du es einfach drehen und tust so, als würdest du dich mit der Post beschäftigen … und wenn es dann noch immer zu schwierig ist, wartest du, bis wir alle zu Hause sind. Verstehst du?«

»Nicht wirklich.«

»Nein? Und ich dachte, ich hätte mich ganz klar ausgedrückt. Lass es mich dann so sagen: Achte auf eine deutliche Handschrift. Sorg dafür, dass du die *Schwegen* durchschneiden kannst. Zur Not bittest du um Unterstützung einer Behörde, aber verlange immer einen Beleg: Zwischen den Kommas darf es keinen Unterschied geben. Sieh es zur Not als *Probeschritte*. Klar? Zum Glück.«

Maria schlurft vorbei. Einst führte sie in Maastricht ganz allein ein Kohlengeschäft, jetzt ist sie der Mittelpunkt der ›lachenden Drei‹ – dreier alter Damen, die immer fröhlich den Gang entlangtrotten. Sie fasst uns beide am Arm. »Kommt! Zusammen! Nett!« René macht sich los. Er hat nicht die Geduld, im Schneckentempo einen Fuß vor den anderen zu setzen. Er geht voran, wir folgen. Maria weist mit dem Zeigefinger auf die verschlossenen Türen: »Ein schreckliches Gefühl!« Ist vielleicht das Büro auf? Sie rüttelt an der Klinke. Leider nicht. Wenn das Personal nicht dort ist, wird auch diese Tür abgeschlossen. »Pff!«

Die Langeweile ist eine furchtbare Plage. »Die Minuten dauern so lang«, meint René. »Tag für Tag wartet man auf nichts.« Aber wenn viel los ist, ist mein ehemaliger Forscher auch überfordert. Am Freitagmittag zum Beispiel hält der Priester die Messe und dann kommen Bewohner anderer Pflegestationen (insgesamt sind in dem Heim fünfundvierzig Demenzkranke untergebracht) zu Besuch. Plötzlich herrscht in Renés Tagesraum Trubel.

Er nennt die unerwartete Invasion *kuhischen Einmarsch.* Wie kommt er in Gottes Namen weg? »Können wir nicht gehen ... zum Beispiel an einen ruhigen Fluss?«, schlägt er ratlos vor – und horcht sogleich auf: Beten und Singen. »Ist das eine Oper?«, fragt er.

»Nein, ein Gottesdienst«, erkläre ich.

»Gott-verdienst?«

»Gottesdienst. Katholiken. Hostien, Beichtstühle, Predigten, Priester«, versuche ich, ihm auf die Sprünge zu helfen.

»Ich kapiere!« René ist erleichtert. Jetzt weiß er, wo er sich befindet: »In der Kathedrale.«

Wir flüchten in sein Zimmer. »Rate mal, worauf ich Lust habe«, meint René mit halb geschlossenen Augen. Er sitzt in seinem Sessel.

»Worauf?«

»Auf eine *Feld-, Wald- und Wiesenschleuse.*« Er zeichnet einen Kreis in die Luft.

»Einen Keks?

Er schüttelt den Kopf. »Es ist rund und weiß.«

»Keine Ahnung.«

»Ich hatte vier Stück.«

»Vier Apfelsinen?«

»Genau! Apfel-Strich-sinen.«

»Aber die sind orange, nicht weiß.«

René: »Wie kommst du denn auf die Idee?«

Ich gebe ihm eine Orange. Er soll sie selbst schälen. Verbissen entledigt er sie ihrer Schale und zeigt die weiße Innenhaut. »Siehst du? Sagte ich es nicht? Weiß.«

Was für ein Triumph! Endlich hat er einmal Recht. »Und was essen wir später?«, fragt er unsicher. »Du weißt, ich kann mir nicht die Bohne merken.«

»Soll ich dir den Speiseraum zeigen?«, schlage ich vor.

René: »Spar dir die Mühe. Ich lerne doch nichts mehr.«

Ein Spaziergang wird ihm guttun. Die Sonne scheint, die

Straßencafés im Stadtzentrum Maastrichts sind voller Leute. Hand in Hand bahnen wir uns einen Weg durch die Tische.

»Oh Menschen, oh Menschen, oh Menschen«, seufzt René. Die Kakophonie aus Geräuschen, Bildern, Berührungen und Gerüchen überfällt ihn. So viele Informationen auf einmal kann er nicht mehr verarbeiten.

In der Mitte ist ein Tisch frei. René zögert. »Setz dich nur hin«, ermuntere ich ihn.

»Setzen? Gern. Wenn ich nur wüsste, wie.«

»Drehen!«, trompete ich ihm ins Ohr.

»Drehen? Was ist Drehen?«

»Umdrehen. Jetzt nach rechts. Nein, nicht nach links!«

»Rechts, links?«, seufzt er. »Entschuldige bitte, aber ich weiß gerade den Unterschied nicht.«

»Mama, warum tut der Mann so komisch?«, klingt es von einem Nachbartisch herüber.

»Ähm …?«, Mama schaut mich fragend an.

»Alzheimer«, erkläre ich.

»Der Mann leidet an Demenz«, erklärt sie ihrer Tochter. »Weißt du, wie Oma. Leute mit Demenz sind so, weil sie nichts mehr wissen.«

René kommt sich mittlerweile wie eine lebende Jahrmarktattraktion vor. »Liebes, lass uns um Himmels willen bitte gehen.« Wir ziehen ab.

»Wie kann ich dich zum Lachen bringen?«, versucht er mich aufzuheitern. »Sollen wir einen Hilfeschrei ausstoßen? Hilfe, Hilfe, wir leiden!«

Als wir wieder im Pflegeheim sind, möchte er sich nicht hinsetzen. »Lass mich mal einen Moment.« Kurz darauf wird klar, warum. Er lehnt erschöpft an einer Wand und meint: »Ich kann wirklich nicht mehr. Aber ich weiß bei Gott nicht, wie ich mich hinsetzen soll.« Wenn man sich nicht setzen kann, muss man auf den Beinen bleiben.

Eine Pflegerin kommt herbei. Sie hilft ihm auf einen Stuhl.

»Herr van Neer, sie müssen sich umdrehen. Einen kleinen Schritt nach links.«

»Ja, ja, das verstehe ich schon.«

»Sie müssen sich setzen.«

»Zerren Sie doch nicht so an mir.«

»Sonst kann ich Ihnen doch nicht helfen.«

»Lassen Sie mich in Ruhe. Ich mache es lieber selbst.«

»Setzen Sie sich, Herr van Neer.«

»Versuche ich ja.«

»Lassen Sie sich einfach fallen. Ich halte Sie.«

»Einfach fallen lasen.«

»Oje, oje, oje. Lassen Sie mich in Ruhe.«

»Herr van Neer!«

So geht es noch eine Zeit lang weiter. Dann geschieht das Wunder: Er sitzt. Doch er steht sofort wieder auf. »Mein Geldbeutel!«, ruft er, während er hastig seine Hosentaschen durchsucht. »Gestohlen. Ich wusste es!«

Und weg ist er – auf der Suche nach seinem Portemonnaie. Er sucht häufiger verlorene Gegenstände: Aktenkoffer, Fahrrad, Topf. Eines Tages hat René wahrhaftig sich selbst verloren. Er fragt seinen HVP: »Haben Sie zufällig René van Neer gesehen?«

Das endlose Herumlaufen laugt ihn aus. »So, jetzt gehe ich schlafen«, meint er eines Nachmittags im Tagesraum. Nach kilometerlangen Wanderungen sitzt er endlich in einem Sessel.

»Soll ich dich ins Bett bringen?«, biete ich ihm an.

»Nein, Engel. Das kann ich gerade noch selbst.« Er beginnt, den obersten Knopf seines Hemdes aufzuknöpfen.

»Du bist nicht in deinem Zimmer«, warne ich ihn.

»Nicht in der Schlafgelegenheit?«

»Nein.«

»Bist du dir sicher? Ich dachte, dass ich hier schlafe«, meint er beschämt. Da sieht man es wieder: Er schafft es nicht mehr, ach, er irrt sich so oft: »Herr van Neer hat sich heute sage und schreibe dreimal im Tagesraum ausgezogen.«

»Ich mache mich auf die Suche nach etwas Essbarem. Bleib du nur sitzen. Und passt du auf, dass der Hund nicht wegläuft?« Mit diesen Worten eilt René eines Mittags aus seinem Zimmer. In raschem Tempo schreitet er den Gang ab und rüttelt an den Türen. »Ist die Gaststätte geschlossen?« Er muss und wird das Esslokal finden, denn er hat einen Bärenhunger.

Im großen Heimsaal essen wir ein Stück Kuchen. Er tut sein Bestes, um nicht zu krümeln, doch es dauert nicht lange und um seinen Teller liegt lauter Kuchen.

René schämt sich. »Kannst du nicht vielleicht ... ungesehen ... man wird hier denken ...«

Wo ist er jetzt wieder? »Weißt du, wo wir sind?«, frage ich neugierig.

»In der Universitätsbibliothek.« Er hat das letzte Stück verspeist und fragt: »Wer wird nun den *Gewinnpreis gewinnen*?«

»Meinst du: Wer bezahlt?«

»Genau. Haben wir *Hantiergeld* mitgenommen? Lass mich bezahlen, du machst schon so viel.« Er sucht vergeblich nach seinem Geldbeutel. Weil er ihn manchmal verliert und sowieso nicht mehr braucht, liegt er in seinem Zimmer in einer Schublade. René, gekränkt: »Alle haben einen Geldbeutel dabei. Warum ich nicht?« Der x-te Beweis, dass er nichts mehr zählt. Selbst über sein Geld hat er keine Verfügungsgewalt mehr. Was für eine Welt!

»Warum bist du so unruhig?«, frage ich ihn.

»Unruhig?«

»Du läufst den ganzen Tag umher.«

»Ich finde es auch sehr ... seltsam.«

»Was meinst du, woher das kommt?«

René: »Noch immer lässt mich die Wissenschaft nicht los. Aber ich wurde verlassen.« Er meint: Niemand möchte mehr mit ihm zusammenarbeiten.

»Du arbeitest also allein?«

Er nickt. »Ich *op serviere*. Zumindest, unter normalen Verhältnissen würde ich orthodoktisch arbeiten. Was machen sie? Worum handelt es sich? Gelingt es? Eine Stunde lang beobachten also. Und seinem Gefühl folgen, damit alles nach dem gesetzten Ziel verläuft. Ich muss sagen: Interessant zu erleben, wie man auf mich reagiert.«

»Wie denn?«

»Bisher ganz ordentlich. Niemand sagt: ›Sie sind mein Kollege.‹«

»Und was entdeckst du bei deinen Observationen?«, frage ich weiter.

»Man sieht die Fehler«, antwortet er. »Man beachtet nicht, dass ältere Menschen wissen möchten, woran sie sind. Man sagt es ihnen nicht.«

Aber gut, René ist ja kein Unmensch. Er gibt seinen Kollegen noch eine Chance. »Unter Beobachtung natürlich. Der Versuch lohnt sich. Aber nochmals, achte darauf, dass es für ältere Menschen wichtig ist, zu wissen, wo sie sind.«

An der Tür verabschieden wir uns. Er umklammert meinen Arm. »Musst du wirklich gehen? Sag mir, was ich tun muss, damit du hierbleibst.«

»Tut mir leid, Papa, ich muss wirklich gehen.«

»Schreibst du bitte deine Telefonnummer auf? Und ein paar Reservenummern, für den Fall, dass. Oh-Gott-oh-Gott-oh-Gott.«

»Wovor hast du Angst?«

»Vor allem. Man begegnet hier seltsamen Leuten. Es macht keinen Spaß, es ist unangenehm. Ich habe keine *Anhaltung*, welche Aufgabe ich hier habe. Was erwartet man von mir? Steht es irgendwo schwarz auf weiß? Kann ich es lesen?«

Ich erkläre ihm, es seien ständig Pflegekräfte in der Nähe, die er fragen könne. Doch er meint: »Ich will mit diesen fremden Leuten nichts zu schaffen haben. Das ist verlorene Liebesmühe. Ich muss mich hier ständig allen vorstellen, jeden Tag wieder.«

Er zupft an den Fingern, an denen störende Häutchen hängen. Seine Stimme überschlägt sich. »Ich will eine einzige feste Person.«

René ist entwurzelt. Er sucht einen Freund. Einsamkeit ist auch einer der Gründe für sein ständiges Herumlaufen. Er ist häufig auf der Suche nach »vertrauten Gesichtern«, nach »Verwandten, Bekannten, jemandem, mit dem er reden kann«. Er sehnt sich nach einer vertrauten Person, die ihm seine Geschichte wieder erzählt. Ein Halt in dieser ungreifbaren, beängstigenden Wirklichkeit. »Ich müsste eine Familie haben«, meint er nachdenklich. Eine Familie mit Frau und Kindern – so wie früher.

»Warum?«, frage ich.

»Um Ruhe zu haben in meiner Ruheflos ... Ruhelosigkeit.«

Einige Tage später sucht er wieder etwas. Als er mich sieht, strahlt sein Gesicht. »Ein Vater, der sich *rücklich* schätzen kann. Er weiß: Jetzt reist sie mir entgegen. Aber wird sie so weit kommen?«

Eine Woche später. »Ich suche Namen. Und natürlich mein Arbeitszimmer.«

Ich zeige ihm das Schild an seiner Zimmertür, auf dem in kleinen Buchstaben »R. van Neer« steht. Er schaut mich überrascht an und fragt: »Hast du einen Stadtplan von R. van Neer?«

Zwei Wochen später: »Papa, was suchst du?«

»Wenn ich das nur wüsste«, seufzt er. »Ziemlich lästig, wenn man nicht mehr weiß, was man sucht.«

# 9

## Das Schattenreich

Elf Uhr vormittags. Die Station ist wie ausgestorben. Sogar der taube Klaas nimmt gerade irgendwo an ›Aktivitäten‹ teil. Die Pflegerin sitzt am Tisch und schreibt. René starrt bedrückt vor sich hin. »Ich sitze hier nur meine Zeit ab.«

Wie viel kann ein Mensch ertragen? René ist in einem »Obdachloseninternat« und hat schon seit Monaten keinen Kontoauszug mehr zu Gesicht bekommen. Wahrscheinlich wurden sein Vermögen und Besitz konfisziert. Eine mysteriöse Sekte hält ihn gefangen, aber er kann die Polizei nicht alarmieren, »denn das Telefon weigert sich, wenn es aus war«.

Höchste Zeit für einen Kurs »Zählen & Telefonieren«. René lebt auf. Er ist fest entschlossen, die Anruftechnik wieder zu beherrschen. Wir setzen uns mit dem Telefon aufs Bett. »Du wirst feststellen, dass der Apparat jegliche Mitarbeit verweigert«, warnt er mich sofort.

Ich nehme den Hörer von der Gabel. »Gute Nachrichten, Papa, es funktioniert.«

»Dann können wir von Glück reden«, meint er. »Machst du eine Liste mit alphabetischen Nummern?«

»Gut, soll ich mit meiner anfangen?« Ich schreibe meine Telefonnummer in großen Ziffern auf ein Blatt Papier und bitte ihn, sie vorzulesen. Das macht er – aber nicht in der richtigen Reihenfolge.

Mit dem Hörer in der Hand versucht René, meine Telefonnummer einzugeben. »Wer flüstert mir doch die falschen Nummern ein?«, fragt er gereizt. Neuer Versuch. »An wem liegt es denn jetzt? An mir oder an dem Apparat? Oh, ich weiß nichts, überhaupt nichts … mein Gott … Dingsda, Dingsda.« Er gibt nicht auf. »Eins, zwei, drei, vier, fünf, sechs …«, übt er seine Rechenkunst.

»… sieben«, ergänze ich.

»Das ist jetzt aber viel«, witzelt René. »Aber sag mir, welchen Tag haben wir heute?«

»5. Januar 2005.«

»Eben aufschreiben«, meint er. Und kritzelt: »5-01-20205.« Kann René noch unterschreiben? Ja, er macht es mit dem Finger auf der Sessellehne. Richtig! Aber als ich ein Blatt Papier vor ihn lege, verhärtet sich sein Blick. »Das ist aber schwierig.« Er zeichnet einen nichtssagenden Kringel. »Sind wir jetzt endlich mit dem offiziellen Teil fertig?«, fragt er ratlos – und schläft sofort ein.

»Papa, aufwachen.«

Keine Reaktion.

Punkt fünf Uhr wird der Essenswagen hereingefahren. Ich schleife den schlaftrunkenen René zu seinem festen Sitzplatz – gegenüber von Klaas –, wo er weiterschläft. Klaas scharrt unruhig mit den Füßen. Das dauert aber lange! Heute ist nur eine Pflegerin da, ihre Kollegin ist krank. Klaas untersucht das Platzdeckchen mit den blumenähnlichen Figuren, schüttet ein halbes Glas Wasser darüber und beginnt voller Begeisterung mit den Fingern zu malen. Wasserfarbe und ein Malbuch! Eine Aktivität, die er sich sogar selbst ausgedacht hat. Klaas lacht laut auf. Die Tomatensuppe kommt wie gerufen: endlich Farbe! »Haben Sie vielleicht eine Schere?«, fragt er mich mit seiner tiefen Brummstimme. Dann kann er die Blumen ausschneiden.

»Nein, tut mir leid«, antworte ich, »aber die Pflegerin kann Ihnen bestimmt helfen.«

Entschlossen geht er auf sie zu: »Kann ich bitte eine Schere haben?«

»Eine Schere?« Sie schaut ihn überrascht an. »Das halte ich

für keine gute Idee.« Als sie die »Schweinerei« auf seinem Platzdeckchen erblickt, stöhnt sie auf: »Auch das noch.« In einem Wisch ist das Malbuch zerstört und Klaas enttäuscht.

René ist zu müde, um selbst zu essen. Ich muss ihn füttern. Mit geschlossenen Augen kaut er am Löffel. »Wach bleiben!«, raune ich in sein Ohr.

»Ja, ja, nur immer mit der Ruhe. Ich höre dich ja. Ich weiß, dass du da bist. Ich bin ja wach, aber ich kann die Augen …« Der Rest geht in Gemurmel unter. Manchmal kann ich ihn überhaupt nicht mehr verstehen.

Warum ist René völlig abwesend? Nun – seit einem guten halben Jahr wird ihm ein Ruhetropfenmenü verabreicht, das es in sich hat. Wie sieht seine tägliche Ration aus? Zwei Antipsychotika (Cisordinol und Dipiperon), ein Schlafmittel (Promethazin, das im Übrigen völlig veraltet ist), und, noch immer, das Antidepressivum Seroxat. Der Cocktail, der seine Unruhe bezwingen soll, hat eine seltsame Wirkung auf René: Entweder schläft er wie betäubt oder er geht unablässig auf und ab. »Herr van Neer läuft den ganzen Tag herum und schläft zwischendurch ein«, heißt es treffend in seiner Pflegeakte.

Halb zwei nachmittags. Auf der Abteilung ist es mucksmäuschenstill. Die Bewohner befinden sich im Schlafmodus. Nur René nicht. Der ist wieder auf Überlebenstour.

An diesem Nachmittag hat er sich auch noch verirrt. Auf dem Weg zur Bibliothek wusste er nicht mehr weiter. »Aber du hast bestimmt einen Stadtplan dabei«, sagt er zu mir. Seine Hand tastet über den Fensterrahmen. Ein Stück weiter entdeckt er einen Schrank. »Hab ihn!« Er kniet hin, steht aber sofort wieder enttäuscht auf. »Alles ausgeliehen. Typisch Tilburger. Hey … höre ich da Stimmen von Maastrichtern?«

»Du bist ja auch in Maastricht«, teile ich ihm mit.

»Wirklich?« Er hält vor einem Tisch. »Rechte Ecke … hart … vom Zimmermann?«, murmelt er. Auf dem Tisch steht eine kleine Topfpflanze mit tiefroten Beeren. René beugt sich vor, um sie besser sehen zu können. »Tomaten? Geben Sie mir ein Pfund. Was schulde ich Ihnen?« Die Hand fährt in die Hosentasche, aber dann erblickt er die Tafel, auf der das Tagesmenü steht. »Kohleintopf«, liest er laut vor. »Nicht gerade berauschend, aber ich will ja nicht meckern. Übrigens, wann geht der Zug? Hast du die Abfahrtszeiten?« Im Zickzack schnellt er davon, auf der Suche nach dem Bahnhof.

Plötzlich ein heftiger Schlag. René ist gegen die Tür des Stationsbüros gerannt. Zum x-ten Mal.

»Hast du dir weh getan?«, frage ich besorgt.

»Halb so schlimm«, meint er tapfer. Türen, Fenster, Schränke, Wände – er erkennt sie nicht mehr. Warum nicht? René: »Alles ist in einen Schleier gehüllt.« Er ist in einem schemenhaften Reich gelandet. »Als ob es Schatten seien.«

»Aber hatte ich nicht einen Termin? Gütiger Himmel, mit wem auch wieder? Und habe ich die Feuerversicherung bezahlt?« Er wirft einen schnellen Blick auf seine Armbanduhr und eilt davon.

Im Tagesraum bleibt er vor dem Fenster stehen, das auf eine Grundschule hinausgeht. Kinder spielen dort, aber René sieht sie nicht. »Alles ist verschwommen, aber ich höre Kinder. Ein Kindergarten? Passen die Väter denn gut auf ihre Kleinen auf? Ehe man es sich versieht, wird eins gestohlen.«

Ich schlage vor, Eis zu essen. Da sagt er natürlich nicht nein. Gemeinsam gehen wir zum Kühlschrank. »Was denkst du, wo wir sind?«, teste ich seine Orientierung.

»Wodenksuwowirsin?«, wiederholt René. »Das klingt wie: Machen Sie doch, was Sie wollen.« Für René ist es, als spräche man die Hälfte der Zeit Chinesisch mit ihm. Sensorische Aphasie heißt das Übel im Fachjargon: Unvermögen, gesprochene Sprache zu verstehen.

»Was siehst du genau?« Er schaut um sich. »Äh, ich dachte irgendetwas mit Geld.«

»Hier liegt dein Eis«, helfe ich ihm. »Weißt du es jetzt?«

Dumme Frage. »Im Eissalon natürlich, aber frage mich nicht, in welchem.«

Wir nehmen das Eis mit auf sein Zimmer. Nun muss es René noch gelingen, sich in seinen Sessel zu setzen – keine leichte Aufgabe. »Setz dich nur schon einmal«, schlage ich vor und zeige in Richtung des Sessels, der schräg hinter ihm steht. »Dein Sessel befindet sich hinter dir«, erkläre ich ihm.

Bums! René hat sich direkt nach hinten fallen lassen und ist mit dem Kopf gegen den Kleiderschrank geknallt. »Sagtest du nicht, da steht ein Sessel?«, murmelt er verdutzt.

Der Aufprall war bis in den Tagesraum zu hören. Zwei Pflegerinnen eilen herbei. »Herr van Neer, was ist passiert? Haben Sie sich verletzt?«

»Ach nein, ich falle ja öfters«, versucht er die Sache herunterzuspielen.

Letztes Jahr im August fiel er zum ersten Mal. Es passierte mitten in der Nacht in seinem Zimmer. Die Nachtschwester traf ihn auf dem Gang an. »Blutüberströmt, auch im Zimmer Blut. Am linken Auge eine große Platzwunde, die kräftig blutete«, notierte sie.

In den Niederlanden stürzen Bewohner einer PG-Station durchschnittlich zweimal pro Jahr.[22] René liegt weit über diesem Durchschnitt, und es sieht ganz danach aus, als entwickle er sich zu einem regelrechten Sturz-Dementen – schon aufgrund der extremen Ruhe-Medikation, die man ihm verabreicht. Weltweit wurden Untersuchungen nach sturzerhöhenden Faktoren durchgeführt.[23] Auf René treffen sie nahezu allesamt zu. Er hat Gehprobleme und sieht schlecht – was ihm zusätzliche Sturzpunkte einhandelt. Er kann alltägliche Handlungen nicht mehr ausführen, zeigt »aggressives« Verhalten, schluckt ein Antipsychotikum und Schlafmittel, ist früher schon gefallen und leidet in zunehmendem Maße an Inkontinenz. Es ist ja auch nicht gerade angenehm, wenn man in die Hose macht. »Man ist nicht sauber, nicht frisch. Sehr unangenehm«, meint René. Er tut sein Bestes, kann aber die Toilette nicht finden. Vor allem nachts passiert es oft. Dann sucht und sucht er, bis er schließlich in eine Zimmerecke pinkelt.

Deshalb trägt er nachts eine blaue Hemdhose mit ›Einleger‹ – einer Windel für Erwachsene. »Sie ziehen einem einen *Unterwickel* an, der eigentlich für Kinder gedacht ist«, vertraut mir René an. »Das ist vielleicht peinlich.« Dieser Unterwickel sei außerdem »sehr warm am Hintern« – allen Geschichten zum Trotz, die man sich über das beeindruckende Absorbierungsvermögen der modernen Altenwindel erzählt. Wer meint, es sei gar nicht so schlimm, probiere es selbst einmal aus.

René stöbert nachts immer häufiger in seinem Zimmer herum. Bei Demenzkranken gerät der Tag-und-Nacht-Rhythmus oft völlig durcheinander. Warum? »Es kann mit der Krankheit zusammenhängen, aber auch eine typische Alterserscheinung sein«, meint Jos Schols, Professor für Chronische Pflege und als Leiter der Fachgruppe ›Pflegeheimärzte und Psychologen‹ tätig für die Stiftung Vivre, die Dachorganisation der Heime Molenhof und Koepelhof. »Im Allgemeinen haben Ältere einen leichteren und kürzeren Schlaf, und sie wachen auch öfters auf. Bei Demenzkranken ist der Schlafrhythmus in noch kleinere Einzeleinheiten zerlegt. Aber wahrscheinlich gibt es auch andere Ursachen«, vermutet Professor Schols. »Demenzkranke, die in Heimen untergebracht sind, kommen zu wenig an die frische Luft. Sie haben nicht genügend Tageslicht, sind tagsüber meist inaktiv und haben zu wenig Bewegung. Wenn man den ganzen Tag drinnen sitzt und meist passiv ist, kann das in Verbindung mit dem sowieso veränderten Schlafmuster dazu führen, dass Tag und Nacht vertauscht werden. Nachts ist man dann aktiv.«

Er fährt fort. »Man schaue sich zudem die Verteilung der Mahlzeiten in den Heimen an. In einer Zeitspanne von nur acht bis zehn Stunden erhalten Bewohner tagsüber drei Mahlzeiten und dann oft von abends sieben bis zum nächsten Morgen nichts mehr. Es ist nicht undenkbar, dass die Bewohner Hunger bekommen und dann herumirren.«

René nimmt bereits um fünf Uhr seine letzte Mahlzeit ein. Wenige Stunden später knurrt ihm schon wieder der Magen und er macht sich auf seine ergebnislose Suche nach seinem *Essenaufbewahrapparat*.

»Herr van Neer lag heute Morgen auf dem Boden neben seinem Bett.« Im Februar 2005 steht seine Pflegeakte im Zeichen nächtlichen Unheils. »Herrn van Neer heute Nacht um 03.30 Uhr auf dem Boden hinter seiner Tür gefunden ... Herrn van Neer um 02.20 Uhr ...« Und so weiter.

Sein HVP lädt mich zu einer gemeinsamen Erörterung des Problems ein. Wir tauschen uns regelmäßig über meinen Vater aus. Er bittet mich um Zustimmung, René nachts »fixieren« – festbinden – zu dürfen. Dabei bindet man ein breites, so genanntes ›Schwedisches Band‹ um das Bett. »Dann kann Ihr Vater nicht mehr aufstehen und somit auch nicht mehr stürzen. Es ist in seinem eigenen Interesse. Stellen Sie sich vor, er würde sich die Hüfte brechen«, sagt der HVP.

Untersuchungen zeigen, dass auf allen Krankenhausstationen, auf denen Demenzkranke versorgt werden, und in siebzig Prozent aller Pflegeheime Demenzkranke häufig aus Gewohnheit oder mangels Pflegekräften festgebunden werden.[24]

René festbinden? Ich lege ihm die Sache vor. Er zittert schon beim Gedanken daran. »Und was ist, wenn es brennt?«, fragt er besorgt. Er ist schon eingesperrt und jetzt will man ihn auch noch fesseln? Er schaut mich entsetzt an.

Kann ich das meinem Vater antun? Natürlich nicht! Außerdem ist Fixieren veraltet. Moderne Richtlinien für die Heimversorgung empfehlen vielmehr Sturzmeldesysteme.[25] Dabei zeigen Sensormatten unter der Matratze oder neben dem Bett der Pflegekraft an, dass ein Bewohner aufstehen möchte oder bereits aufgestanden ist. Dann kann sie sofort nachsehen und eventuell dabei behilflich sein, zum Beispiel die Toilette zu finden. »Warum soll man alte Menschen ihrer Freiheit berauben, wenn es auch andere Möglichkeiten gibt?«, frage ich den HVP.

Er versucht, eine solche Matratze bei anderen Heimen zu organisieren, findet jedoch keine, die im Pflegeheim Molenhof verwendet werden kann. Ärgerlich, denn mit einem Alarmsystem könnten Stürze aus dem Bett verhindert werden.[26]

Doch das Alzheimerdasein kennt nicht nur Kummer und Sorge. René kann die kleinen Dinge des Alltags sehr intensiv genießen. Eine Tasse überzuckerten Kaffee. Kuchen mit Sahne. Und eines Mittags liegt er ausgestreckt auf dem Bett und hört Bachs Matthäuspassion. »Du kannst dir nicht vorstellen, was das für eine Überraschung ist«, sagt er, als ich hereinkomme. »Ich dachte gerade: ›Ich verbringe mein erstes Weihnachten alleine.‹« René ist früh dran dieses Jahr.

»Wie verbringen wir die Feiertage? Ist ein Kurzurlaub drin oder bin ich pleite?«, fragt er neugierig.

»Du hast genug Geld«, beruhige ich ihn. »Soll ich dir die Geldtruhe zeigen?«

»Nicht nötig«, antwortet er. »Das hat keine Eile.« Er versteht den Inhalt seiner Geldtruhe doch nicht mehr. »Gibt es hier eigentlich Uhren?«, fragt er weiter.

»Ich achte schon auf die Zeit, Paps.«

René: »Gut, denn ich muss rechtzeitig weg. Mein Fahrradlicht funktioniert nicht. Und wann kommt Oma vorbei, um zu sehen, ob sie schon lesen können?« Ihm fallen die Augen zu. »Jetzt musst du mir aber doch erzählen, ob wir einen neuen Geistlichen bekommen? Und wie geht es dem Hund?«

»Welchem Hund?«, frage ich überrascht.

»Diesem kleinen«, antwortet er. »So eine Art Wurst.« Ollie, der verfressene Dackel, der wortwörtlich nicht mehr auf die Beine kam. Das war zu der Zeit, als wir noch eine Familie waren in Someren, vor über dreißig Jahren.

»Ollie geht es gut«, teile ich mit. Der ist schon längst im Hundehimmel.

René: »Hat er denn eine Aufenthaltsgenehmigung?«

»Ollie?«

»Ja. Seine Rechte gut geregelt?«

»Natürlich. Er hat einen niederländischen Pass«, beruhige ich ihn.

Er denkt kurz nach und fragt: »Hast du einen *Nasentrockner*?« Er setzt sich etwas auf und schnäuzt sich die Nase, gibt aber das Taschentuch nicht zurück. »Denn es ist ein *angestecktes Handtuch*. Wenn du krank wirst, komme ich hier nie wieder raus.«

Hofft er heimlich, dass ich ihn jemals aus den Händen dieser »Sekte« befreien kann?

René beginnt an seinen Fingern zu zupfen. Unsichtbare Hautschüppchen an den Fingerspitzen machen ihm zu schaffen. Sehr lästig. Als habe er Uhu an den Fingern. Manchmal ist er den ganzen Tag damit zugange, die klebrige Substanz loszuwerden. »Schlimmstenfalls«, murmelt er leise, »müssen wir eines der Kinder schütteln, sie wach halten … vor allem, wenn sie zu viel getrunken haben … und woher kann ich ein *Tiefbaugericht* bekommen?«

»Du bekommst hier drei Mahlzeiten pro Tag«, erkläre ich ihm.

Beschämt. »Ich bin so ein Trottel. Und ihr habt das ja noch in großen Buchstaben auf die Tür geschrieben.« Eine Erinnerung an Koepelhof ist wieder da. Das Plakat, das ihn an seine Mahlzeiten erinnern sollte, hing im letzten Pflegeheim, nicht hier.

»Und wann holen wir die Kisten?«, fragt René weiter. Ich schaue ihn verständnislos an. Er erklärt: »Wir ziehen doch bald um. Und wo holst du sie? Ich hoffe in Frankreich. In Paris?« Begeistert: »Welch kräftiges Leben lebt doch in uns!«

Eine Pflegerin streckt den Kopf zur Tür herein. Sie hat eine

Waage in der Hand. »Ich muss Ihren Vater wiegen.« Sie klingt freundlich, aber bestimmt.

»Muss das denn jetzt sein?«, murre ich. »Er liegt gerade so gut.«

Ja, jetzt.

René steht auf und streckt höflich die Hand aus. Doch als sie ihm die Hand schütteln möchte, zieht er sie schnell wieder zurück. »Passen Sie auf! Sonst bleiben wir aneinander kleben.«

»Gefällt es Ihnen hier ein bisschen?«, fragt sie höflich nach.

»Hier? Hier?«

»Wo Sie jetzt sind. In diesem Zimmer«, erläutert sie.

»Ich weiß es nicht«, meint René. »Sie müssen wissen: Ich bin hier zum ersten Mal.«

Tags darauf am späten Vormittag hängt René geistesabwesend in einem Sessel im Gang. Seine Arme zucken und er schüttelt heftig den Kopf hin und her. Ich zupfe vorsichtig an seinem Ärmel. »Guten Morgen, Papa.«

Er schweigt und führt die leere Hand zum Mund, als esse er. »Das Frühstück ist fertig!«, versuche ich ihn zu wecken. Er hat bestimmt Hunger. Es ist halb elf, doch er war morgens zu benommen, um zu essen.

Wird ihm eine Tasse Kaffee neue Lebensgeister einhauchen? »Lieb, dass du mir eine Tasse gibst«, murmelt er. »Leider habe ich keine Hände, um sie anzufassen.«

Mit geschlossenen Augen genießt er das warme Getränk. »Entschuldige, dass ich nicht ganz da bin«, meint er. »Zu Hause denke ich: Wie finde ich Schlaf? Aber hier weiß ich nicht, wie ich wach bleiben soll. Ich versuche mein Bestes. Es dauert aber lang. Ich stehe kurz vor der *machbaren Müdigkeit.*«

Gekrümmt geht René zu seinem Sitzplatz am Tisch. Halb schlafend kaut er das Brot, das ich ihm in den Mund stecke. Er öffnet kurz die Augen und sagt: »Ein Tag ist ein Tag. Er beginnt und endet.« Er bekreuzigt sich schnell und fährt fort: »Alle werden oh, ah und eh in Bezug auf sich selbst. Die haben leicht reden, sie gehen ohne meinen schweren Körper. Das konnte er in seinem luftigen Gehirn auftragen. Katholiken, wie? Ach, ach, was soll ich sagen? So sind halt die Maastrichter von heute. Die Maastrichter, die jahrelang, manchmal jahrhundertelang gekämpft haben. An Ostern suchte man die Opfer des Bürgermeisters.«

Wie bringen wir René wieder zur Vernunft? Der Heimarzt doktert an der Medikation herum, unterstützt von Professor Frans Verhey. Manchmal hilft es, aber nur wenig.

Mitte Februar 2005 ist René bereits seit neun Monaten der Ruhekamikaze ausgesetzt – nach internationalen Maßstäben viel zu lange. Antipsychotika dürfen nicht länger als einige Wochen verabreicht werden. Und es gilt ständig zu überprüfen, ob die Behandlung eigentlich noch notwendig ist. Gleichzeitig werden immer mehr Stimmen laut, die der Verschreibung dieser Mittel an Dementierende grundsätzlich einen Riegel vorschieben wollen.

René leidet unter den berüchtigten Nebenwirkungen. »Herr van Neer ist betäubt, bewegt sich mit Zuckungen«, notiert eine Pflegerin. Ihre Kollegin: »Kopf-Hals-Haltung äußerst nach hinten. Unkontrollierte Bewegungen mit Armen/Kopf.« Und eine andere: »Hing vollkommen gekrümmt im Sessel und auf der Toilette. Kann nicht selbst essen, nicht aufstehen. Braucht bei allem Hilfe. Vielleicht TIA[27]?«

Genug! Weg mit dem Dreck! Der Heimarzt erklärt sich einverstanden. Wie wird es meinem Vater ohne Tropfen ergehen?

Langsam, aber sicher beginnt René seine Umgebung wieder wahrzunehmen. »Was für eine *missmulmig*e Stimmung hängt hier eigentlich?«, meint er eines Vormittags. Nicht verwunderlich, die Station ist in Trauer gehüllt.

Die fröhlichen Drei sind nicht mehr. Zwei von ihnen sind kurz nacheinander gestorben. Maria hat ihre Freundinnen verloren. Sie irrt einsam umher. Eines Mittags lade ich sie zu einer Tasse Kaffee im großen Saal ein.

»Wie alt bin ich eigentlich?«, fragt Maria, als sie an ihrem Kaffee nippt.

»Ich glaube, schon über achtzig«, antworte ich.

»So alt! Wie schnell das gegangen ist«, meint sie überrascht. »Aber ich bin trotzdem glücklich.«

Zeit fürs Abendessen. Wir müssen wieder auf die Station zurück.

»Schade, schade«, meint Maria. Wenn sie mit jemandem sprechen kann, kommt sie zur Ruhe. Sonst dreht sie unablässig ihre Runden. »Allein sein? Schrecklich!«, erklärt sie.

Nach dem Essen werden die Bewohner zur Fernsehecke geführt. An Marias Sessel wird ein Brettchen befestigt, damit sie nicht mehr aufstehen kann. So will man verhindern, dass sie stürzt, denn sie ist sehr unsicher zu Fuß und es gibt nicht genügend Pflegekräfte, um sie auf ihren Wanderungen durch die Station zu begleiten.

Sie rüttelt verärgert an dem Brett. Es dauert eine halbe Stunde, aber schließlich erhebt sie sich triumphierend aus ihrem Sessel, streckt ihren Arm nach mir aus und meint: »Komm.« Gemeinsam setzen wir uns in Bewegung.

Kurz nach dem Tod von Marias Freundinnen stirbt auch eine stille Frau im Rollstuhl. Neue Bewohner kommen, unter ihnen eine magere Frau indonesischer Herkunft. Doch sie kann sich einfach nicht an ihre neue Umgebung gewöhnen, irrt durch den Gang, klopft an Türen und spricht leise über ihren Sohn und ihren Vater, »der mich heute so streng ermahnt hat«.

Eines Tages betritt sie versehentlich Renés Zimmer. »Guten Tag, was wünschen Sie?«, fragt er sie höflich. Sie schweigt und schaut sich mit weit aufgerissenen Augen um. Nimmt seine Hausschuhe, befühlt sie und meint: »Die gehören mir nicht.« Dann nimmt sie seinen Schlafanzug. »Der auch nicht.« Und das Bild an der Wand gehört ihr auch nicht.

René schaut mich fragend an: Was soll er mit der Frau machen? »Das ist nicht Ihr Zimmer«, erkläre ich ihr.

»Nein? Aber wo wohne ich dann?« Sie schaut mich verzweifelt an. »Ich muss mir die Zähne putzen, aber ich weiß nicht, wo ich bin. Ich mache mir Sorgen um meine Kinder.« Ein Sohn und eine Tochter. Wo sie wohnen, ist ihr eben entfallen. »Ich sehe es vor mir. Aber ich kann es nicht sagen. Alles ist ganz verschleiert.«

Sie kommt nicht zurecht. Weigert sich zu essen und zu trinken. Am Pfingstmontag ist sie tot.

Anfang März. René ist leichenblass. Seit Tagesanbruch läuft er ohne Unterbrechung herum. »Ich bin schrecklich müde«, sagt der tropfenfreie Mann. Seine Augen sind klar, die Betäubung ist verschwunden – aber nicht die Unruhe. »Herr van Neer läuft ständig herum, manchmal schläft er buchstäblich im Stehen«, steht in der Pflegeakte.

Wir gehen im Stadtpark spazieren. René zeigt auf den Fluss. »Dort fließt die Jeker Tag und Nacht«, bemerkt er. »Was für ein herrliches Leben muss das sein.« Von so einem Leben könne er nur träumen. »Ich werde froh sein, wenn es vorbei ist«, sagt er auf einer Brücke, von der er auf das Wasser schaut. »Ich bin so müde. Ich würde am liebsten vor dem Kamin sitzen. Übrigens, ich brauche Eier. Sind die Geschäfte noch auf?«

»Natürlich, Papa.«

»Und morgen?«

»Auch.«

»Morgen auch? Unglaublich. In was für einer Welt leben wir? Das nun ist das Geheimnis Gottes.«

In der Ferne ist das Martinshorn eines Krankenwagens zu hören. René hält sich die Ohren zu und schreit: »Kannst du sie nicht bitten, den Apparat auszuschalten? Entschuldige, aber ich bin überdreht.« Wer wäre das nicht in seiner Lage?

René möchte nach Hause. Schlafen. Als wir im Heim sind,

läuft er jedoch noch weiter unruhig hin und her. Ich rede auf ihn ein: »Du musst dich ausruhen.«

Er, gereizt: »Ja, ja, morgen nehme ich frei.«

Warum setzt er sich nicht? »Weil ich das nicht mehr kann«, meint er verärgert. Alle wollen, dass er sich setzt, aber er hat die Technik des Sichhinsetzens verlernt. Und er hat so viel um die Ohren: Er hat einen Termin. Aber wo und mit wem? Er muss rechtzeitig zum Zug, einkaufen und der Abgabetermin für die Bücher aus der Bibliothek ist schon wieder verstrichen.

Also gut, ein Glas Kakao schlägt er nicht aus. Er macht sofort eine Lehraktivität daraus und fragt: »Müssen wir nach links oder rechts?«

»Nach rechts.«

»Das muss ich üben.« René gibt seinen Kampf gegen Alzheimer nicht auf. Er macht einen Schritt nach rechts. »Richtig so? Jetzt musst du mir kurz helfen. Ich muss *schwupp schwupp*«, meint er. Aufs Klo also. Und danach läuft er wieder herum. Endlich geht er mit auf sein Zimmer. René schaut sich neugierig um. »Wie schön«, meint er. »Wohnst du hier?«

»Nein, du.«

»Ich? Du machst Witze.«

»Wirklich.«

»Wie kann ich dir nur danken?«, stammelt er gerührt. »Vor einem halben Tag war ich noch obdachlos. Wie hast du das denn so schnell hinbekommen?«

»Weißt du, wo du bist?«

»Wo ich bin?«

»Ja, jetzt im Moment.«

»Ah, jetzt im Moment ...« Er schaut nachdenklich vor sich hin. »Ich glaube, ich habe nicht mehr oder weniger Punkte als andere. Ich liege in etwa im Durchschnitt.«

»Wie geht es dir?«, frage ich weiter.

»Da musst du genauer fragen. Ich habe keine Ahnung.«

»Ich meine: Geht es dir gut?«

»Ich denke ja.« Er lächelt. »Heute kam ich der Sterblichkeit wieder einen Schritt näher.« Wenn er nur etwas Ablenkung hätte. Er schaut mich fragend an. »Vielleicht sollten wir ein Haustier anschaffen. Was meinst du? Eine Katze oder einen Hund?«

»Warum nicht ein Pferd?«, schlage ich vor.

René macht ein bedenkliches Gesicht: »Dann muss man aber aufpassen, dass man ihm nicht auf die Hufe tritt. Denn dann wird es böse.«

Er geht vom Fenster zur Tür und wieder zurück. »Setz dich doch mal aufs Bett«, schlage ich vor.

»Bett? Was ist Bett?«, fragt er.

»Wo du schläfst.«

»Ist hier denn ein Bett?«

»Ja, du stehst sogar davor.«

Kurz darauf versuche ich es noch einmal: »Möchtest du dich nicht aufs Bett setzen?«

»Wann denn?«

»Jetzt zum Beispiel.«

»Was ist jetzubebi?«

Wir ringen ein wenig mit dem Bett. Endlich: Er sitzt! Sein Blick fällt auf meinen Notizblock. Er fragt: »Was schreibst du?«

»Ein Buch über deine Krankheit«, antworte ich.

»Sagst du auch, wie jämmerlich es ist?« Er diktiert: »Schreib auf: ›Verhalten behaupten! Der Herr muss weg. Er will nicht mehr. Er ist Anwärter auf Posten Problemgenießer!‹«

Plötzlich federt er vom Bett auf und schwankt beängstigend auf den Beinen. »Du lieber Himmel, ich kann *in diesem Patt keinen Hinterdruck* mehr machen.« Und weg ist er.

»Wo bleibst du denn?«, ruft er kurz darauf vom Gang her. René beugt sich über ein Körbchen mit Plüschtieren. Er führt eine heftige Diskussion mit einer der Puppen. »Sie täuschen sich«, sagt er mit steigender Erregung. »Pädagogik ist ein anerkanntes Fach.«

Was erwidert die Puppe? René hört ihr angestrengt zu. Er

trinkt aus einer imaginären Tasse und steckt eine Fantasiegabel mit Kuchen in den Mund.

»Sonst führt die Meinungsumfrage zu keinem Ergebnis«, fährt er fort. »Entschuldigen Sie, ich muss gehen. Drei Kollegen warten auf mich.« Er nimmt seine Wanderung wieder auf und rüttelt an einer Türklinke. Ich tippe ihm auf die Schulter und frage: »Suchst du etwas?«

»Ja, eine Partnerin. Ich dachte lange Zeit, ich bräuchte keine, aber nein. Ich schaffe es nicht mehr allein.«

»Hast du eine Kontaktanzeige aufgegeben?«, frage ich augenzwinkernd. Aber er versteht den Witz nicht. Er schaut mich traurig an und meint: »Frag mich nicht so viel, denn ich weiß nur noch wenig.«

»Herr van Neer geht so sehr rückwärtsgebeugt, dass er jeden Augenblick nach hinten fallen kann«, heißt es in seiner Pflegeakte. René: »Es ist, als ziehe mich jemand ständig nach hinten.« Der sowieso schon gequälte Mann hat noch ein Problem dazubekommen. Besorgt schaut er um sich. »Wie viele Geister siehst du?« Er vermutet, dass sich mindestens zehn Quälgeister in seiner Nähe aufhalten.

Eines Abends droht akute Sturzgefahr und man setzt ihn zur Sicherheit in einen Rollstuhl. Seine Hände sind verkrampft und er spricht mit schwerer Zunge. Entzugserscheinungen der Ruhetropfen? Oder Haltungsapraxie – bei der man ›vergisst‹, wie man stehen muss?

Die krumme Haltung gibt sich, doch die Unruhe bleibt. Er läuft oft stundenlang und stürzt manchmal zweimal am Tag. Ich habe René versprochen, dass er nicht festgebunden wird. Aber was sollen wir machen? Der Heimarzt ist in Urlaub. Mitte März schlägt die Vertretungsärztin vor, ihm das Schlafmittel Promethazin, das er bisher nur abends bekam, auch tagsüber zu geben. Am besten viermal pro Tag.

Ein Kreislauf: René läuft viel und stürzt oft. Um nicht zu

stürzen, bleibt er am besten im Rollstuhl. Aber mit den Schlafmitteln erhöht sich das Sturzrisiko wieder.

Nun, man muss etwas machen – und René hat ja auch noch seine Hüftschoner, die Brüche verhindern können, wenn sie konsequent getragen werden.

Dienstag, 22. März 2005. Am Nachmittag klingelt mein Handy. René ist wieder gestürzt. Es passierte, nachdem man ihn aufs Bett gelegt hatte, weil er völlig erschöpft war. Er ist wieder aufgestanden, wahrscheinlich durch sein Zimmer gestolpert und gegen den Kleiderschrank geprallt.

»Soweit wir sehen, ist nichts Schlimmeres passiert«, meint die Pflegerin am Telefon. »Er hat eine kleine Wunde am Ohr. Wir haben sie verbunden. Und er sitzt jetzt in einem Rollstuhl und erholt sich von dem Sturz.«

Abends um Viertel nach sieben klingelt erneut das Telefon. Diesmal ist es die Vertretungsärztin. »Der Sturz von heute Mittag war wohl doch schlimmer, als wir zunächst gedacht haben«, teilt sie mit. »Vielleicht hat er sich die Hüfte gebrochen.«

Hüfte gebrochen? Hoffentlich überlebt er das!

Der Krankenwagen wurde gerufen, aber René muss noch drei Stunden warten, ehe er kommt. »Es handelt sich nicht um einen Notfall«, meint eine Mitarbeiterin vom Krankenhaus, als ich dort nachfrage. Erst um Viertel nach zehn kommt der Krankenwagen.

Eine Viertelstunde später kommt die befürchtete Nachricht. Hüftbruch. René hatte seine Hüftschoner nicht um – was des Öfteren vorkommt. Es steht schlecht um die Sturzprävention in Pflegeheimen.

Am nächsten Morgen eile ich zur Universitätsklinik Maastricht. René hängt in seiner blauen Krankenhaustracht an einer Infusion. Er teilt das Zimmer mit einem älteren Mann, der auch einen Hüftbruch erlitten hat.

»Oh, Mutter, ich will so gern nach Hause«, sagt René, als er mich sieht. Er krallt sich an der Bettdecke fest, rudert mit den Armen und schaut mich angsterfüllt an. »Pass auf! Unter dem Apfelbaum! Ungarische Kriegsverbrecher!«

Eine junge Krankenschwester kommt ins Zimmer.

»Guten Morgen«, sagt sie fröhlich. »Haben Sie schon Ihre Schmerzmittel bekommen?«

Keine Reaktion.

»Ich kann keinen Kontakt zu ihm bekommen«, teilt sie mit. »Er reagiert nicht auf Fragen. Wie erfahren wir, ob er Schmerzen hat?«

Demenzkranke bekommen oft eine zu geringe Dosis Schmerzmittel, wodurch sie mehr Schmerzen haben, als sein müsste. Wie Untersuchungen zeigen, sind Ärzte und Krankenschwestern offensichtlich nicht in der Lage, Schmerzsignale bei schwerer Demenz zu erkennen.[28]

Ich gebe der Krankenschwester einen kostenlosen Crashkurs in Alzheimer-Kommunikation: Stellen Sie sich nahe an den Patienten, halten Sie seine Hand, sprechen Sie ihn mit Namen an, schauen Sie ihm in die Augen. Sprechen Sie in einfachen Sätzen. Nicht zwei Informationen in einem Satz. Wenn er nicht reagiert, warten Sie einen Moment und fragen dann erneut. »Es hilft auch, meinem Vater zu sagen, dass er im Krankenhaus liegt und Sie die Krankenschwester sind«, gebe ich ihr noch mit.

René führt seine Hand zum Mund und beginnt auf einem imaginären Bonbon zu kauen. »Ich habe nichts gegessen.« Vor der Operation muss er nüchtern bleiben. »Ist mir doch egal«, meint er trotzig. »Ich gehe nach Hause.«

»Du kannst nicht gehen, Papa.«

»Weiß ich. Kleiner Scherz«, sagt er und zieht eine Grimasse. Denn was gibt es schon zu lachen? René fühlt sich erbärmlich. »Ich habe überhaupt keine Kontrolle mehr. Jeden Moment kann etwas schiefgehen und ich kann nichts dagegen machen.«

»Wie kann ich dir helfen?«

»Indem du froh bist, dass du bei mir bist«, antwortet er.

Um sechs Uhr wird er in den Operationssaal geschoben. Man implantiert ihm eine Oberschenkelkopfprothese. Er musste siebenundzwanzig Stunden auf die Operation warten. Zu lange: Ein Hüftbruch muss innerhalb von vierundzwanzig Stunden operiert werden, sonst besteht das Risiko, dass Komplikationen auftreten.

René erwacht aus der Narkose. Zitternd und bebend liegt er im Krankenbett. Kann keine Worte mehr finden, außer: »Er hat Schmerzanfälle.« Man hat einen Katheter angebracht, ein lästiger Schlauch. Er versucht ihn herauszureißen.

René findet sich selbst in einem fremden Bett wieder, einer fremden, sterilen Umgebung, mit Schläuchen am Körper und einem Verband um die Hüfte. Wenn er nur wüsste, warum! Dass er sich die Hüfte gebrochen hat, ist eine Information, die nicht gespeichert wurde. Man muss ihn ständig daran erinnern. Es ist nicht angenehm im Krankenhaus. Beim Essen gibt es kaum Hilfe. Die Familie muss einen Besuchsplan aufstellen, sonst droht meinem ehemaligen Forscher Unterernährung.

»Was ist der Sinn dieses Alleinseins?«, fragt er mich verzweifelt. »Wie lange dauert dieser Albtraum noch?«

Der Arzt hat schlechte Nachrichten: René hat Wasser in der Lunge, er uriniert zu wenig und sein Herz ist vergrößert. Er muss Sauerstoff bekommen. Jetzt befindet sich über Mund und Nase eine grüne Maske, die über einen Schlauch mit der Sauerstoffflasche verbunden ist.

»Achtung, ich falle! Hilfe, Hilfe!« Eines Nachmittags schnappt René kurzatmig nach Luft. Ich eile zur Oberschwester und bitte sie zu kommen. »Ist das normal?«, frage ich besorgt. »Er hat schon sehr starke Beklemmungen.«

Die Oberschwester meint, ich solle sie nicht so antreiben. Zum Glück ist ein aufmerksamer Arzt auf der Station, dem das Ganze nicht geheuer ist. Abends schaut er zur Sicherheit noch einmal nach René. Er schlägt sofort Alarm. René hat ›Vorhofflimmern‹ – starke Herzrhythmusstörungen.

Mitten in der Nacht klingelt mein Telefon. Das Krankenhaus. Sein Zustand sei kritisch. Ob ich Abschied nehmen komme?

# 10

## Der unbewohnte Geist

Maastricht, Pflegeheim Molenhof, August 2005. René wurde in seinem Rollstuhl vor dem Fernseher abgestellt. Freudig überrascht streckt er mir die Hände entgegen. »Oh, mein Engel«, sagt er bewegt. »Gerade habe ich an dich gedacht. Du kannst dir keine Vorstellung ... vor ein paar Tagen war ich in einer völlig verzweifelten Lage. Ich hatte keine Hoffnung mehr ... dachte, ich komme hier nie wieder raus.«

»Wo wohnst du denn?«, frage ich meinen Vater.

»In einem kleinen Hotel«, seufzt er. »Ich fürchte sogar, dass ich bei einem Werbeprojekt mitmache. Aber musst du denn nicht arbeiten?«

»Papa, du bist meine Arbeit. Ich schreibe ein Buch über Demenz.«

»Du auch?« Er schüttelt den Kopf. »Sprechen wir von derselben Dimension? Ich dachte, ich beschäftige mich auch mit einer solchen Untersuchung ... Siehst du, das Ganze gerät völlig außer Kontrolle. Ich muss es besser koordinieren.«

Es ist ein Wunder, dass er noch lebt. Hüftoperation, Lungenentzündung und Herzbeschwerden – René hat alles überstanden. »Es war ein schwieriger Sommer«, pflegt er zu sagen. Aber man frage ihn nicht nach Einzelheiten. Das ist der Vorteil bei Alzheimer: Man ist gesegnet mit der Fähigkeit, auch die schlimmsten Ereignisse sofort hinter sich zu lassen.

Mit einer großen wund gelegenen Stelle und eingefallenem Gesicht wurde René wieder im Pflegeheim abgeliefert, samt Etikett: ›Rehabilitation ausgeschlossen‹. Man geht davon aus, dass Demenzkranke sowieso nicht mehr laufen lernen. Außerdem ist es schön billig. Renés Physiotherapie beschränkt sich auf dreimal wöchentliches Stehen am Bettrand. Die Übung soll die Pflege erleichtern.

Die Pflegekräfte in Molenhof haben nun die ›ehrenvolle‹ Aufgabe, René wieder aufzumöbeln. Und das machen sie mit großer Hingabe. Schließlich bekommen sie auch das Wundliegen in den Griff, wofür René ihnen sehr dankbar ist. Sie können ihn allerdings nicht dafür entschädigen, dass ihm sein höchstes Gut genommen wurde: seine Selbstbestimmung.

»Ich bin allem und jedem ausgeliefert. Du kannst zumindest noch wählen. Du kannst deine Muskeln noch bewegen. Ich aber kann nur noch abwarten, was sie machen. Aber vielleicht muss ich es positiv sehen«, muntert er sich selbst auf. »Jeder Tag ist neu.«

René starrt täglich viele Stunden vor sich hin. Und er grübelt unablässig. »Wo bin ich, mit wem, warum? Damit bin ich den ganzen Tag beschäftigt.«

»Papa, du musst es nehmen, wie es ist«, sage ich. »Deine Welt hat sich verändert.«

»Stimmt: Die Zusammensetzung der Bevölkerungsgruppen verschiebt sich. Das müssen wir beachten. Und ich habe keine Zugkarte, richtig?«

»Möchtest du weg?«

Fassungslos: »Wieso? Dürfte ich denn? Kann ich denn gehen? Scherzkeks!«

René geht es überraschend gut. Selbst die Worte bringt er nicht mehr durcheinander. Aber das ist kein Wunder: Endlich ist er demenzpillenfrei. Nach dem Hüftbruch bekam er noch zweimal pro Tag ein Schlafmittel. Erst im Juni wurde die ›Schlafkur‹ abgesetzt. Ein ganzes Jahr lang lebte mein Vater im Rausch. Jetzt darf er endlich wieder er selbst sein – und das ist für alle Beteiligten eine Freude. »Herr van Neer ist zuvorkommend und macht gern ein Schwätzchen. Die Absetzung von

Promethazin hat positive Auswirkungen«, heißt es in seiner Pflegeakte.

Fünf Uhr nachmittags. Da ist wieder der Essenswagen. René bemerkt die Pflegekraft nicht, die das Essen serviert. Er erschrickt vor der fliegenden Untertasse, die aus dem Nichts aufzutauchen scheint. Er starrt auf den dampfenden Gegenstand und fragt: »Und was genau wird von mir erwartet?«

»Essen. Vor deiner Nase steht ein Gericht«, erkläre ich ihm.

Ich öffne seine geballte Faust, lege die Gabel hinein und führe seine Hand zum Mund. Nach zweimaligem Zeigen stürzt sich René leidenschaftlich auf das Essen. Kurz darauf hat er es schon wieder vergessen. Er schaut auf die Gabel und fragt: »Ist das ein Instrument für selbst registrierende Apparate?«

»Er hat in letzter Zeit nur wenig gegessen«, sagt eine der beiden Pflegerinnen im Vorbeigehen. Bei seiner Ankunft im Heim wog René 76 Kilo. Ein Jahr später ist er sechzehn Kilo leichter. »Sogar Pudding ließ er stehen«, meint sie. Und das will etwas heißen.

»Und warum isst er jetzt ordentlich?«, frage ich sie.

»Weil er Sie kennt«, antwortet sie. »Er hört hier ständig unbekannte Stimmen.« Und weil es zu wenig Helfer gibt.

Zwei Tische weiter kämpft Frau Simonse mit einer Gabel. »Sind Sie fertig mit Essen?«, fragt die Pflegerin sie. »Hat's geschmeckt?«

Frau Simonse nickt höflich – und weg ist ihr halbvoller Teller.

Zwei Pflegerinnen haben ungefähr eine halbe Stunde Zeit, den Demenzkranken beim Essen zu helfen. »Das ist leider im ganzen Land so. Das dürfte eigentlich nicht sein. Es ist viel zu wenig«, meint Professor Schols. »Möchte man Demenzkranken beim Essen richtig helfen, braucht man mindestens eine Dreiviertelstunde. Man muss nämlich unendlich viel Geduld haben. Man bräuchte beim Essen einfach mehr Pflegekräfte – und gerade dieser Personalmangel ist zweifellos eine der Ursachen dafür, warum in den Niederlanden fast ein Drittel der Bewohner in Pflegeheimen unterernährt ist.«

Schols weiter: »Die Einrichtungen müssten versuchen, den Mahlzeiten mehr Aufmerksamkeit zu widmen. Man müsste ein Ereignis daraus machen, das Ambiente ist wichtig. Untersuchungen haben gezeigt, dass Bewohner dann besser essen und sogar zunehmen. Mahlzeiten müssten über den gesamten Tag verteilt werden, sodass es ausreichend Zeit, Ruhe und Hilfe beim Essen gibt. Zum Teil ist es lediglich eine Frage der Organisation: Während der Mahlzeiten müssten möglichst viele Pflegekräfte anwesend sein. Und natürlich könnten auch ehrenamtliche Helfer oder Verwandte dabei zur Hand gehen. Es geht schließlich um die Interessen der Bewohner.«

Wenn es nicht ausreichend Personal gebe, müsse man kreative Lösungen finden, fährt Schols fort. »Ein Büfett-System zum Beispiel, ein Tisch, an dem sich die Bewohner den ganzen Tag bedienen können. Eigentlich müssen ältere Menschen den ganzen Tag etwas zum Schnabulieren haben«, meint er. »Also muss man auch dafür sorgen, dass immer etwas da ist.«

Am nächsten Tag, halb eins Mittags. Man wartet auf das Essen. René wurde an einem Tisch abgestellt, von dem er auf eine hohe Holzwand blickt.

Die Station wurde vor kurzem renoviert. Um den Küchenblock zog man hohe Holzwände. Eine Tür versperrt den Bewohnern den Zugang zur Spüle, den Schränken mit Brot und den *Essenbewahrapparat.* Das kulinarische Fort wurde aus »Sicherheitsgründen« errichtet. Wenn keine Pflegekräfte da sind, wird die Tür abgeschlossen.

René starrt verärgert auf die Wand. Was ist los? »Ich habe wieder einen Fehler gemacht. Einen Termin vergessen. Und das Telefon funktioniert nicht«, murrt er. Es gibt allerdings noch ein dringlicheres Problem: »Ich muss aufs Klo. Das klingt einfach, ist es aber nicht.« Er muss zuerst versuchen, eine Pflegerin auf sich aufmerksam zu machen. Seine Bitte formulieren. Abwarten, ob die Pflegerin Zeit hat, ihm zu helfen. Dann muss die Hebebühne aus dem Stockwerk darüber geholt werden. Das kann dauern. Danach wird René mit Hilfe der Hebebühne auf die Toilette gehievt. Dann ist es oft zu spät. »Und immer schauen Frauen zu«, beklagt er sich bei mir. »Dann kann ich nicht mehr.«

»Mein Vater muss zur Toilette. Können Sie kurz helfen?«, frage ich die Pflegerin. Sie ist heute allein. Natürlich hat sie keine Zeit: Sie muss den anderen Bewohnern beim Mittagessen helfen.

René ist verzweifelt. »Ich kenne mich«, stöhnt er. »In einer Viertelstunde muss ich ganz dringend. Dann kann ich es nicht mehr halten.«

»Sagen Sie ihm, dass er ein Tuch um hat«, rät die Pflegerin.

»Papa, du sollst in die Hose machen«, teile ich mit.

René: »Was ist das für ein Hotel? Mir reicht es jetzt: Wir packen unsere Sachen!«

»Wir gehen erst essen«, versuche ich ihn abzulenken. »Ich habe einen Tisch für zwei Personen in einem exquisiten Restaurant bestellt.«

Einen Tisch für zwei Personen? Aber ja doch. Um zu Kräften zu kommen, kann René auch mittags im großen Saal eine warme Mahlzeit bekommen, zumindest, wenn jemand da ist, der ihm hilft. Auf diese Weise bekommt mein Vater relativ regelmäßig zwei warme Mahlzeiten pro Tag. Das reinste Dreisternehotel. Aber heute steht René nicht der Sinn nach Essen. Er kann nur an eines denken: eine Toilette! »Ein Baum geht auch«, fleht er. »Bring mich in den Garten.«

Eine Dreiviertelstunde später sitzt er endlich auf der Kloschüssel. Er stößt einen Schrei aus. »Was ist los, Herr van Neer?«, fragt die Pflegerin erschrocken.

René: »Ich musste mal eben meine Wut loswerden.«

Nach überstandener Arbeit erkunden wir gemeinsam das Hotel. Ich schiebe seinen Rollstuhl zu einer Sitzecke am Eingang. Als wir um eine Ecke biegen, streckt René einen Arm aus. Den Verkehr regeln – das kann er noch. Im Rollstuhl macht er sich Luft. »Man hilft oder man hilft nicht. Punkt. Und wer geht hinter mir?«, fragt er plötzlich besorgt. Immer das Gleiche: Vor einer halben Sekunde wusste er noch, wer seinen Rollstuhl schiebt. Jetzt hat er es vergessen – und das passiert ihm immer häufiger.

Wir kommen an den Briefkästen der Bewohner vorbei. Sollen wir in seinem nachschauen? René: »Ach, lass nur. Er ist doch abgeschlossen.« Und was soll er mit all den Krankenhausrechnungen? Seine Bankguthaben wurden doch sowieso konfisziert.

Wir schauen nach draußen. Ein Mann mit einem großen, roten Helm stellt sein Moped ab. »Papa, sag mal, was genau siehst du?«

»Was ich sehe?« Er späht angestrengt vor sich. »Einen roten Ball.«

»Und sonst?«

»Was heißt sonst?«

»Siehst du noch andere Dinge außer diesem roten Ball?«

»Nein«, meint er bestimmt. »Sollen wir gehen? Ich mag Fußball nicht.« Lässt sich denn wirklich keine bessere Beschäftigung ersinnen? Ich drücke ihm die Illustrierte *Story* in die Hand. Er soll raten, um welche Zeitschrift es sich handelt. Das lässt sich mein Exforscher nicht zweimal sagen. Gewissenhaft untersucht er das Titelblatt. »Story« liest er laut vor. »Das bedeutet Süßes.« Begeistert: »Das Problem ist, dass man erst gar nicht anfangen sollte, sonst kann man nicht mehr aufhören. Wenn man einen Bissen nimmt, ist es schon zu spät.«

Wie kommt es zu der Assoziation mit Süßem? Auf dem Titelblatt steht in großen Buchstaben: »Süße Diät – Nasche dich schlank mit Schokolade.« Seine Schlussfolgerung lautet: »Es ist ein Diätratgeber.« Seine Brust ist stolzgeschwellt. Na bitte, er kann doch noch etwas!

Seine Hände spielen mit einer Coladose. Er hat vergessen, wie man daraus trinkt. Ich führe die Dose an seinen Mund. »Gut, dass jemand Anweisungen erteilt«, sagt er dankbar. Er nimmt einen großen Zug, gibt mir die Dose und meint: »Ehrlich teilen. Und jetzt erzähl doch einmal etwas Schönes.«

»Wir haben August 2005«, fange ich fröhlich an.

Seine Miene verfinstert sich. »Warum erwähnst du das?«, fragt er. »Wir hatten doch vereinbart, uns um solche Dinge nicht mehr zu scheren, oder?« Doch sofort tut es ihm leid. »Armer Schatz, du kannst nichts dafür«, sagt er. »Ich habe nämlich ein Leiden. Keine Schizophrenie oder so. Etwas anderes.« Er denkt tief nach: »Abbröckeln der Intelligenz. Sehr beklemmend.«

Ich bringe René zu seiner Station zurück und stelle seinen Rollstuhl neben Maria ab. Als ich gehen will, umklammert er meinen Arm. »Lass mich in diesem unkontrollierten Chaos nicht allein«, fleht er.

»Papa, morgen komme ich doch wieder«, versuche ich ihn zu beruhigen.

»Morgen? Wie soll ich wissen, wo ich morgen bin? So geht es immer. In vier von fünf Fällen gehen solche Vereinbarungen schief.«

Maria nimmt seine Hand und schaut mich bedeutungsvoll an: Gehen Sie nur, ich werde ihn schon trösten. Wie schwach sie geworden ist! Sie hat beim Kauen Schwierigkeiten, weil mit ihrem Gebiss etwas nicht in Ordnung ist. Sie hat traurige Augen, jeden Tag sitzt sie in ihrem Rollstuhl und sehnt sich nach menschlicher Wärme. Doch wenn man sie fragt, wie es ihr gehe, antwortet sie: »Fantastisch.«

Als ich am nächsten Morgen auf die Station komme, höre ich Rufe: »Schwester!« Es ist Frau Harmens, die erst seit kurzem hier ist und in einem Rollstuhl sitzt. Eine kräftige Frau mit einem breiten, markanten Gesicht.

»Schwester!«, ruft sie ungeduldig. Doch die hilft gerade jemandem beim Gang zur Toilette. »Was kann ich für Sie tun?«, frage ich sie.

»Danke, Schwester. Kennen Sie vielleicht Jean? Jean, meinen Bruder«, erklärt sie. »Sollten Sie ihn zufällig sehen, bitten Sie ihn dann, zu mir zu kommen? Ich bin so einsam.«

Gegen Mittag ruft sie wieder: »Schwester, Schwester! Der Mann dort hustet die ganze Zeit.« Frau Harmens zeigt auf Klaas. »Doch wenn ich etwas sage, hört er nicht auf mich.«

Nach dem Mittagessen, während der Alzheimer-Siesta: »Schwester!« Die diensthabende Pflegerin eilt herbei. »Schwester, warum sitze ich hier im Dunkeln?«

»Weil Sie sich ausruhen sollen«, antwortet die Pflegerin.

»Aber Schwester, wir sind doch keine Kinder!«, entgegnet Frau Harmens.

»Das habe ich ja auch nicht behauptet. Aber Sie müssen sich ausruhen. Und seien Sie jetzt leise, sonst wecken Sie noch die anderen.«

»Weil die schlafen wollen, muss auch ich im Dunkeln sitzen?«, ruft sie entsetzt aus. »Was für ein Heim ist das?« Sie tippt sich an die Stirn und meint: »Schwester, Sie sind verrückt!«

Die »Schwester« zu mir: »Das ist ein Problemfall. Sehr lästig für die anderen Bewohner. Niemand will neben ihr sitzen. Ich werde ihr gleich eine Pille geben. Aber es ist schwierig, die richtige Dosierung zu finden.«

Frau Harmens ist reif für die »Ruhetropfen«. Sie wird häufig an einem Einzeltisch abgestellt. Mit dem Rücken zu den anderen. Von ihrem ›Straftisch‹ aus schaut sie traurig aus dem Fenster. »Ich bin krank und alt – eine harte Erkenntnis«, antwortet sie, als ich sie frage, wie es ihr gehe. »Ich leide an Arthrose und einer Menge anderer Übel. Ich habe am ganzen Körper Schmerzen. Es ist schwierig, wenn man nur noch wenig machen kann. Ich will nicht klagen … jetzt mache ich es doch … ich sehne mich nach jemandem, der mir zuhört.«

Doch am meisten geht ihr das Schicksal ihrer Mitbewohner zu Herzen. Sie nennt sie »arme Schlucker«. Sie: »Ich würde ihnen gern etwas schenken. Ein Buch, Musik, vielleicht etwas Süßes. Was sie wollen.«

Kurz darauf hängt sie wie eine ausgerissene Staude in ihrem Rollstuhl – genau wie René seinerzeit. Auch sie ist zu benommen, um zu essen. Eines Morgens kann sie nicht mehr aufstehen. Die kräftige Frau liegt im Sterben. Am 30. August erhält sie die Letzte Ölung. Ihre Schwester sitzt fassungslos neben dem Bett. »Es fing mit diesen Medikamenten an, die sie ruhig stellen sollten«, erzählt sie mir. »Sie hatte früher schon einmal einen Schlaganfall und jetzt hat sie wahrscheinlich wieder einen kleinen Anfall gehabt. Aber wir hatten ja keine andere Wahl, sie war ziemlich schwierig.«

Nur einen Tag später: Im großen Saal spielt man Bingo und ganz in der Nähe macht Frau Harmens ihre letzten Atemzüge – in völliger Einsamkeit. Über ihrem Kopf hängt ein Foto ihres verstorbenen Mannes. Zu ihrem großen Kummer blieben sie kinderlos.

Ich setze mich auf den Stuhl neben ihrem Bett. »Frau Harmens, ich bin gekommen, um mich von Ihnen zu verabschieden.« Ihre Augen sind geschlossen. »Man hat Ihnen Medizin verabreicht, die Sie wie so viele andere nicht vertragen haben. Ich verspreche Ihnen, dass ich das an die Öffentlichkeit bringen werde. Ihr Tod wird nicht vergeblich sein«, sage ich zu ihr. Natürlich kann ich es nicht beweisen, aber habe ich nicht mit eigenen Augen gesehen, wie sie auf die Medikamente reagierte?

Sie bewegt sich unruhig, lächelt und drückt meine Hand. Vier Tage später wird sie tot aus dem Pflegeheim geschoben.

René hat keine Angst vor dem Tod. »Im Gegenteil«, meint er eines Tages, »ich sehne mich nach ihm.« Wir sitzen in seinem Zimmer und hören Musik.

Nach außen hin gibt sich René stark, aber im Inneren ist er

oft verzweifelt. Er möchte mich nicht damit belasten. Er kämpft mit großen Schuldgefühlen: Er hat mich, seine Tochter, in ein aussichtsloses Abenteuer gezogen. Seine Fähigkeiten haben sich der Reihe nach zersetzt: sein Intellekt, sein Kommunikationsvermögen, seine Fähigkeit zu essen, zu gehen, zu denken, zu lesen, zu schreiben, Apparate zu bedienen, zur Toilette zu gehen, die Fernsehbilder zu interpretieren, die Schuhe zu schnüren, sich an Namen zu erinnern. »Es ist ein Kampf, den ich verliere«, bemerkte er einmal. Und dennoch kämpft er weiter und weigert sich, aufzugeben. Aber was hat er noch von seinem Leben?

Alzheimer sei jedoch nicht nur körperlich eine Heimsuchung, vor allem die psychischen Folgen machten einem zu schaffen, sagt René. »Ich kann nicht mehr nach vorne oder hinten schauen. Und wenn ich etwas denke, entwischt es mir augenblicklich wieder.«

Die große Leere. Von der Erinnerung existieren nur noch Bruchstücke, die auf gut Glück, zusammenhang- und bedeutungslos auftauchen und sich sofort wieder auflösen. Für René sind die Gedanken »luftige Andenken«. Die Zukunft kann er nicht überblicken, selbst der gegenwärtige Tag ist für ihn ein einziges großes Fragezeichen. Wo ist er? Warum? Was erwartet man von ihm? Was hat er übersehen? Die Augenblicke verfliegen, ohne dass er auch nur einen einzigen festhalten könnte. Er befindet sich in einem absoluten, alles überwältigenden Chaos. Wie soll man in diesem beängstigenden Vakuum nicht die Kontrolle verlieren? »Es gibt nichts mehr, das einem Halt gibt«, meint er. »Es ist, als existiere man immer weniger. Ein Mensch allein kann das nicht ertragen.«

Auf diese Weise wollte René nicht an sein Ende kommen. Vor zwanzig Jahren hatte er eine Patientenverfügung aufgesetzt. Er brachte mir persönlich eine Kopie vorbei, so wichtig war sie ihm.

Der Text lautet: »Sollte ich zu gegebener Zeit durch Krankheit, Unfall oder andere Ursachen in einen körperlichen und/

oder geistigen Zustand geraten, bei dem keine Heilung und kein vernünftiges und würdiges Leben zu erwarten ist, verfüge ich

a. dass keine Maßnahmen getroffen werden, die zum Ziel haben, die körperlichen Lebensprozesse zu erhalten oder zu verlängern;
b. dass keine getroffen werden, die zum Ziel haben, mein Bewusstsein zu erhalten oder zu wecken,
c. dass mein Leben beendet wird.«

Und sollte er geistig nicht mehr in der Lage sein, sich mit einem Arzt zu beraten, »ist diese Erklärung als mein ausdrücklicher Wunsch zu betrachten«. Leider kann das Dokument in den Papierkorb. René ist schließlich »willensunfähig«, nicht mehr »bei vollem Verstand«.

René erklärte bereits am Anfang seiner Krankheit: »Der Stempel Demenz ist ein Freibrief, Erkrankten alle Bürgerrechte zu nehmen.« Die Rechte von Demenzkranken werden an allen Ecken und Enden verletzt. Sie werden der Freiheit und Privatsphäre, des Weisungs- und des Selbstbestimmungsrechts beraubt. Viele von ihnen werden festgebunden oder mit, zuweilen tödlich wirkenden, Medikamenten behandelt.

Im natürlichen Endstadium des Menschen – alle erkranken letztendlich an Demenz – werden Alte zu »psychiatrischen Patienten« erklärt und nicht zu »Älteren mit einer kognitiven Behinderung«. Im Extremfall kann in den Niederlanden bei »Widerstand« des Demenzkranken sogar der Staatsanwalt eingeschaltet werden, als sei er ein Verbrecher. Aber können Demenzkranke überhaupt Widerstand leisten? Ihr Protest wird als »aggressives Verhalten« bewertet und sofort bekämpft. Wenn Zustimmung eingeholt werden muss, werden nicht sie, sondern Verwandte gefragt.

Sogar Essen und Trinken kann ihnen nicht garantiert werden. Schon seit Jahren ist bekannt, dass in Pflegeheimen Unterernährung und Austrocknung keine Seltenheit sind, aber es fehlt jegliches Bewusstsein für die Dringlichkeit des Problems. Demenzkranke kämpfen täglich mit unzähligen Hindernissen: Sie können nicht immer zur Toilette, wenn sie müssen. Sie langweilen sich einen Großteil des Tages. Vieles, was nichtdemenzkranke Menschen in Angst und Schrecken versetzen würde, ist für Demenzkranke die normalste Sache der Welt: nachts festgebunden sein und in einer vollen Windel liegen. Aber ach, die kriegen ja eh nichts mehr mit …

Nach Aussage der Organisation Vivre stehen große Veränderungen an. »Wohnen, Wohlergehen und Pflege werden im ausgeglichenen Verhältnis zueinander stehen, wobei wir dem Klienten möglichst großen Raum für ein eigenes Leben bieten möchten. Wir sind auf dem Weg zu größerer Orientierung an den Bedürfnissen der Klienten, auch der Demenzkranken. Was der Klient selbst möchte, muss möglichst weit in den Mittelpunkt gerückt werden«, meint Professor Schols.

Es geht also um maßgeschneiderte Pflege für jeden einzelnen Bewohner – genauso, wie es René in seinem letzten längeren Artikel immer wieder betont hatte. Er bezweifelte allerdings, dass die notwendigen Veränderungen aus dem Pflegesektor selbst kommen könnten. »Sind sie denn selbstkritisch genug, um große Umwälzungen einzuleiten?«, schrieb mein Vater bereits 1999.

Schols ist guter Dinge, auch wenn es ein langer Weg zu werden verspricht. »Erst in etwa zehn Jahren wird man deutliche Ergebnisse sehen können«, meint er. »Es müssen große Anstrengungen unternommen werden, um den gesamten Pflegebereich für Demenzkranke zu optimalisieren. Die Verwirklichung guter Pflege Demenzkranker sowohl ambulant als auch stationär ist eine ungeheure Herausforderung – und damit meine ich Pflege, die sich tatsächlich am Verlauf der Krankheit orientiert. Dabei sind nämlich ganz unterschiedliche Instanzen aus dem Pflege- und Sozialsektor beteiligt. Dennoch dürfen wir der Herausforderung nicht aus dem Weg gehen. Die Würde und die Qualität des Lebens der Demenzkranken müssen schließlich an erster Stelle stehen. Hoffentlich kommt René noch in den Genuss der Veränderungen, die stattfinden werden«, beschließt Schols.

Ein Sonntagmittag im September. René genießt die warme Mahlzeit im großen Saal. »Die Bohnen sehen sehr fein aus«, bemerkt er. Und auch der Kaffee sei herrlich.

»Hast du die Gabel richtig in der Hand?«, frage ich.

»Im Moment schon, aber ich weiß nicht, wie das in einem Jahr sein wird.«

Als ich ihm ein Stück Brot in den Mund stecken will, schüttelt er den Kopf. »Das nehme ich nicht«, sagt er entschlossen. »Solange ich noch selbst essen kann, mache ich das auch. Aber trotzdem danke für das Angebot.«

Das Essen erfordert seine äußerste Konzentration: Im Hintergrund ertönt laute Musik, Fremde kommen am Tisch vorbei. Sie begrüßen ihn herzlich. Manche schütteln ihm sogar die Hand. Vor seiner Nase liegt allerlei Besteck, welches soll er nehmen? Sein Teller steht schief, wodurch er sich dem Essen »von der Seite nähern« muss. Und ab und zu hat er das Gefühl, zur Toilette zu müssen: »Ist denn das Klo-Problem immer noch nicht gelöst?« Unter diesen schweren Umständen versucht René anständig zu essen. »Mache ich es denn richtig?«, fragt er unsicher.

»Papa, du machst das fantastisch.«

Er strahlt vor Stolz. Sein Tag ist gerettet.

Nach dem Essen setzen wir uns draußen in die Sonne. »Papa, bist du glücklich?«, frage ich.

René denkt nach und meint: »Dafür bin ich meistens zu müde.« Er nimmt einen Schluck von seinem Kaffee mit sechs Zuckerstückchen und fragt: »Wo genau sind wir?«

»Was glaubst du, Papa?«

»Utrecht.«

»Nein, Maastricht.«

»Maastricht? Und was machen wir jetzt? Mir ist es peinlich, aber ich habe gerade kein Tagesprogramm zur Hand, nicht einmal die Hausordnung dieser Einrichtung. Ich würde es gern dir überlassen.«

Mittags beschäftigen wir uns mit Renés Forderungskatalog, seiner »Forderliste«, wie er selbst meint. Ich habe seine Schlussfolgerungen aufgeschrieben. Die Überschrift lautet: »Wenn ich das Sagen hätte, …«

1. würde ein Staatssekretär für die Emanzipation von Menschen mit Alzheimer eingesetzt,
2. träfe die Politik Vorkehrungen für die ›Demenz-Explosion‹,
3. stünden unsere Wünsche bei der Pflege im Mittelpunkt,
4. würde das ›Juliana-Modell‹ eingeführt werden: Ein eigener Pfleger für jeden Demenzkranken,
5. hätte der Demenzkranke Recht auf Privatsphäre,
6. hätte der Demenzkranke Recht auf Freiheit,
7. hätte der Demenzkranke Verfügungsgewalt über Leben und Zeit. Wir sind nicht willensunfähig,
8. würde Ruhe-Medikation verboten werden,
9. könnte der Demenzkranke jeden Tag ausgiebig schmausen,
10. hätte der Demenzkranke ein Recht auf freiwillige Euthanasie.

René hört angespannt zu. Die Einzelheiten entgehen ihm, aber: »Du liest es mit solch einer Begeisterung vor«, sagt er strahlend, »dass ich denke: Das ist es.«

Wir sitzen Arm in Arm, geborgen, unsere Gesichter berühren sich.

»So schön warm«, murmelt er zufrieden. »So ist das Leben lebenswert … gemeinsame Dinge helfen uns. Lass uns versuchen, füreinander eine sichere Zuflucht zu sein. Die Begegnung mit einem anderen ist für mich von ekstatischem Wert.«

Das tiefste Verlangen von Menschen mit Demenz ist die Nähe eines anderen. Jemand, der einen durch die dunkle Nacht des unbewohnten Geistes begleitet. Um mit René zu sprechen: »Ein Mensch allein kann das nicht ertragen.«

Prinzessin Juliana hatte ständig jemanden um sich, der sie pflegte. Genau so muss es sein. Das Juliana-Modell – oder: Privatpflege – müsste Standard sein.

Auf Renés Wunsch lese ich die »Forderliste« noch einmal vor. Er reibt sich die Hände. »Endlich gute Nachrichten! Sollen wir gleich anfangen? Und wann ist es so weit?«

»Das kann noch einige Zeit dauern«, dämpfe ich seine Begeisterung.

Das hatte René bereits befürchtet. Vor ihm und seinen Schicksalsgenossen liegt noch ein weiter Weg. »Ich wäre am liebsten zu Hause«, meint er. »Das muss das Paradies sein. Aber ich muss sagen: Es ist schon auch eine nützliche Erfahrung.«

# Epilog
# Die Befreiung

Maastricht, 3. Februar 2007. »Ich bin in einem Buch, von dem ich überhaupt nichts wusste.« René sagt es lachend. Mit der Hand streicht er über das rätselhafte Buch, auf dessen Schutzumschlag sein Foto prunkt. »Ich weiß nichts davon.«

Die Überreichung des »ersten« Exemplars von *Ich habe Alzheimer* ist stets aufs Neue eine Überraschung. »Wie ist das möglich?«, fragt mein Vater auch heute wieder voller Freude. Er sitzt im Rollstuhl in seinem Zimmer.

»Wir haben es gemeinsam geschrieben«, erkläre ich.

René: »Teamarbeit …«

»Ist das wichtig?«

Mein Vater nickt. »Ja, allein deswegen schon! Und wie lange hast du dafür gebraucht?«

»Drei Jahre.«

»Ich finde es wichtig … möchte gern in Kontakt kommen mit … ist es ein Mann oder eine Frau?«

»Meinst du den Autor des Buches?«

»Ja!«

»Das bin doch ich, Papa. Ich bin die Autorin.«

Unbemerkt ist meinem Vater das Buch aus den Händen geglitten. Nun gilt seine Aufmerksamkeit den Fotos auf dem Kleiderschrank. Sein Blick fällt auf das Bild meiner Mutter. »Marijke!«

Ihm fallen die Augen zu. Zehn Minuten später schreckt er auf und schaut mich erstaunt an.

»Du warst eingenickt.«

Er grinst. »Was soll ich auch anderes tun?« Fünf Minuten

später: »Das Wichtigste ist, dass ich Bücher schreibe. Und das mache ich mit der rechten Hand.«

»René?«

»Jaha …«

»Möchtest du eine Tasse Kaffee?«

»Nein, auf gar keinen Fall. Aber ich habe wahnsinnig Lust auf …«

»Lust auf was?«

»Wahnsinnig Lust auf Kaffee.«

Seit dem Erscheinen unseres Buches in den Niederlanden sind schon wieder fünfzehn Monate vergangen. Monate, in denen es mit René bergab gegangen ist. Infektionen, kleinere und größere Leiden. Blasenentzündung, Atemwegsinfektionen. Probleme beim Schlucken. Und Schmerzen, starke Schmerzen an Füßen und Beinen. »Ich leide so an meinen Leiden.«

Noch schlimmer ist vielleicht die Leere, der geistige Treibsand. »Ich weiß nichts mehr, absolut nichts mehr«, lautet sein Lieblingssatz. Den Großteil des Tages ist er auf sich allein gestellt. Das ist nicht einfach, meint er:

»Viel am Hals … grübeln.«

»Wer hat hier die Leitung? Gibt es Leute, die ich von früher kenne? Bist du verheiratet? Wer bringt mich nach Hause?« In der Kantine des Pflegeheims nimmt mich mein Vater ins Kreuzverhör.

Weil sich René gern nützlich macht, beginnt er schon einmal den Tisch zu decken. Er drapiert die Menükarte und die kleine Vase mit Kunstblumen, faltet die Servietten oder reißt sie entzwei. Dann, unsicher: »Kommen Sie am Donnerstag wieder? Und wie geht es Stella? Ist sie gut in der Schule?«

»Nur Einsen.«

»Wo ist sie? Wann kommt sie?«

»Soll ich sie holen?«

»Ja.«

Ich gehe hinaus und komme zurück. »Hallo Papa!«

René strahlt. Ich komme gerade rechtzeitig, meint er. Der Betrieb schlauche. »Die Behörden wollen, dass ich ... der Koch erzählte ... der Kongress ist erbärmlich ... wenn meine Studieren bei der Arbeit ... nicht vergessen ... wo ist?«

Es gibt Tage, an denen ist mein Vater zu müde und zu krank für ein Gespräch. Eines Mittags, während des Essens, nimmt er alle Kraft zusammen. Zwei kleine Sätze sind das Ergebnis. »Die Kindernudeln sind hier schlecht rausgekommen.« Und: »Die hittemakematte.«

Am nächsten Tag. »Ich will ...«

»Was willst du?«

»Zum Pudding.«

»Prima.«

»Und dann nach Hause.«

Eine Woche später ist er kaum zu bremsen. Am Tisch in der Kantine ruft er plötzlich aus: »René van Neer ... mit seiner Tochter ... angekommen! Ich treibe hier schon einige Zeit mit dem Strom.« René, zu mir gewandt: »Ich würde gern mal wieder jemanden zu Gesicht bekommen. Ich bin immer nur allein hier.«

Sein Blick fällt auf das Schild »Rauchen verboten«. »Also«, kichert er, »wenn wir hier noch eine Zigarre kriegen ...«

Es ist fast fünf. Die Kantine macht zu. Ich schiebe René im Rollstuhl zurück auf seine Station. Unterwegs brüllt er. »Hilfe! H-I-L-F-E!«, buchstabiert er laut.

»Was ist, Papa?«

»Ich habe ein bisschen Angst vor diesem Leben.«

Montagmorgen, 12. März 2007. Mein Telefon klingelt. Am Apparat ist eine Pflegerin: »Schlechte Nachrichten. Ihrem Vater geht es gar nicht gut.« Es ist wie beim letzten Mal.

Keine drei Monate zuvor hatte man René, kurz vor Weihnachten, zuckend im Bett vorgefunden. Er hatte wahrscheinlich eine TIA, einen kleinen Schlaganfall in Kombination mit einem epileptischen Insult. Sein Leben hing an einem seidenen Faden.

»Wasser!« Das ist das einzige verständliche Wort in einem Strom nervöser Laute, die mein Vater stottert und stammelt. Am späten Nachmittag jenes Montags im März 2007 liegt René zitternd im Bett. Der Schweiß rinnt ihm von der Stirn. Sein Körper ist verkrampft. Er hat panische Angst.

Mit einem Schwamm befeuchte ich seine Lippen. Er presst sie zusammen, saugt gierig jeden Tropfen ein. Ein wahnsinniger Hustenanfall ist die Folge. René kann nicht mehr schlucken. Es gibt keine Hoffnung mehr.

Morphin soll sein Leiden erträglich machen. Wir stellen einen großen Strauß rote Rosen ans Bett, zünden Weihrauch an und legen klassische Musik auf. Familie und Freunde kommen, um Abschied zu nehmen.

Ich sitze neben ihm am Bett, streichle seine Hand und die Stirn und erzähle ihm, was unser Buch bewirkt hat. Die gut besuchten Lesungen. Pflegeheime, die Hunderte von Exemplaren bestellt haben, um sie als Fortbildungsmaterial zu verwenden. Die deutsche Übersetzung. Das Theaterstück, das inszeniert wird. Mein Vater liegt schwer atmend im Bett. Ob er mich noch hört?

»Und dann habe ich hier mein Abschiedsgedicht«, sage ich. »Für dich geschrieben.«

Ich halte seine Hand und trage es vor:

*Ich träume von einem Land,*
*in dem Menschen mit Alzheimer*
*einfach durch die Straßen irren können.*
*Auf der Suche nach ihrem Haus,*
*dem für immer verlorenen Zuhause.*
*Und dass da immer jemand ist, der sagt:*
*»Kommen Sie, ich bringe Sie nach Hause.«*

Zweieinhalb Tage später gegen acht Uhr abends. Es ist Mittwoch, der 14. März. Unser Abschied. René atmet nur noch schwach. Links von seinem Bett sitzt sein Schwiegersohn Cees, rechts sitze ich. Wir halten ihn fest.

Papa stöhnt leise.

»Geh nur, René«, ermuntert ihn Cees.

»Ich liebe dich, Papa.« Ich küsse seine Hand und die Stirn.

Vier Minuten nach acht. Plötzlich öffnen sich seine Augen, tiefgrün, grüner als je zuvor. Sie schauen direkt in den Himmel.

Endlich befreit, der Albtraum hat ein Ende. Nie mehr Windeln, nie mehr Hebebühne. Nie mehr Schmerzen. Nie mehr Einsamkeit. Nie mehr keine Worte mehr finden können. Nie mehr die Pflege nicht bekommen, die er so sehr verdiente.

Tschüss Papa, tschüss liebster Freund.

Da gehst du hin, mit unbestimmtem Ziel.

# Anhang

***Demenzwörterbuch von René van Neer:***

| | |
|---|---|
| abkühler | kühler |
| Anhaltung | Ahnung |
| angestecktes Handtuch | schmutziges Taschentuch |
| ausballern | ausbaggern |
| Aufwärmding | Mikrowelle |
| Aufhaltrechte | Recht auf Selbstbestimmung |
| außer-extreme | außergewöhnliche |
| ausfuttern | etwas zu Ende essen |
| Auspuff | Anus |
| Befangenung | Befangenheit |
| belästere | belästige |
| beraschend | berauschend |
| darüber kommen | darauf kommen |
| dereagiert | jemandem geht es immer schlechter |
| Essenaufbewahrapparat | Kühlschrank |
| Freudhof | Friedhof |
| ganzes Gemüse | vollständige Mahlzeit |
| Gedächtnisfanfaren | Gedächtnisangelegenheiten |
| Gewinnpreis | bezahlen, abrechnen |
| Hantiergeld | Bargeld |
| harte Veteranen | treue Freunde |
| Kühlkasten | Kühlschrank |
| kuhischer Einmarsch | plötzlicher Trubel |
| kursen | den Kurs ändern |
| machbare Müdigkeit | Erschöpfung |
| Massenhaufen | Durchfall |
| missmulmig | missmutig |

| | |
|---|---|
| Miststand (Miststand … annagen) | Misstand anklagen |
| Nasentrockner | Taschentuch |
| op servieren | observieren |
| orthodoktisch | wissenschaftlich |
| Patt (in diesem Patt keinen Hinterdruck mehr machen können) | nichts mehr verstehen können |
| Probeschritte | (Bedeutung unklar) |
| raffinessierten | raffinierten |
| reizlich | reizbar |
| rücklich | glücklich |
| Rundchen | Keks |
| Sammler | Mitglieder einer Studiengruppe |
| schmecken | mögen |
| schnappisch | schnippisch |
| Schraube | Schlüssel |
| Schutz (sie ziehen unser Fach durch den Schutz) | sie ziehen unser Fach durch den Schmutz |
| Schwegen | (Bedeutung unklar) |
| schwupp schwupp | zur Toilette müssen |
| stolzl | stolz |
| Tiefbaugericht | Tiefkühlgericht |
| Traumheit | Traumwelt |
| Unterwickel | Windel |
| verspatzt | verspeist |
| verlassen | entlassen |
| vertagen | vertragen |
| walzern | tanzen |

## *Anmerkungen*

1 René van Neer, *Inleiding tot de psychologie (Einführung Psychologie)*, Malmberg; 20. Auflage 1979; ders., *Het leren – deel 1: Leertheorieën en de betekenis ervan voor het onderwijs (Das Lernen – Bd. 1: Lerntheorien und ihre Bedeutung für den Unterricht)*, Malmberg, 1982; ders., *Het leren – deel 2: hoofdstukken uit de psychologie en de betekenis ervan voor het onderwijs (Das Lernen – Bd. 2. Kapitel aus der Psychologie und ihre Bedeutung für den Unterricht)*, Malmberg, 1983; ders., *Concentratie op school – omgaan met het concentratievermogen van de leerling (Konzentration in der Schule – Der Umgang mit dem Konzentrationsvermögen des Schülers)*, Zwijsen BV, 1986. (Die Titel wurden hier zum besseren Verständnis ins Deutsche übertragen; die Bücher sind jedoch nicht auf Deutsch erschienen).

2 Quelle: Brief an die Zweite Kammer von Clémence Ross, Staatssekretärin am *Ministerie van Volksgezondheid, Welzijn en Sport* (Ministerium Gesundheit, Wohlsein und Sport). Den Haag, 13. Dezember 2004.

3 RIO wurde 2005 unbenannt in CIZ, *Centrum Indicatiestelling Zorg* (Einrichtung für die Begutachtung und Zuteilung von Pflegeleistungen). Dem entsprechen in Deutschland die Zuteilungen von Pflegeleistungen im Rahmen der Pflegeversicherung, die über eine Antragstellung bei der jeweiligen Krankenkasse erfolgen. Die Pflegeversicherung zahlt nach entsprechender Begutachtung feste Pflegesätze, eine zentrale Zuteilung von Pflegeplätzen gibt es in Deutschland jedoch nicht.

4 Quelle: Gesundheitsrat, *Dementie*. Den Haag 2002, Veröffentlichung 2002/04.

5 Quelle: CBO (Institut für Qualitätsüberwachung im Gesundheitswesen).

6 Quelle: Gesundheitsrat, *Dementie*. Den Haag 2002; Veröffentlichung Nr. 2002/04.

7 So die Rotterdamer ERGO-Untersuchung. Es werden immer mehr Formen von Demenz entdeckt, wie zum Beispiel Lewy-Body-Demenz.

8 *Hazard Analysis and Critical Control Points*. Gefahren-, Risikoanalyse und kritische Lenkungspunkte (Anm. d. Übers.).

9 Schulpädagogisches Zentrum Kreis Helmond (Anm. d. Übers.).

10 Laut einer Untersuchung im Auftrag der Vereinigung für Pflegekräfte (AVVV). Zitiert in: »Onnodig in de luier in verpleeghuis«, in: *Algemeen Dagblad*, 15. September 2004.

11 Quelle: CBO (Institut für Qualitätsüberwachung im Gesundheitswesen).

12 Quellen: J. Verhey, M. Ponds, N. Rozendaal, J. Jolles, »Depression, insight and personality changes in Alzheimer's disease and Vascular de-

mentia, in: *Journal of Geriatric Psychiatry and Neurology*, Bd. 3 (1995), Nr. 8; P. Aalten, E. de Vugt, R. Lousberg, E. Korten, N. Jaspers, B. Senden, J. Jolles, J. Verhey, »Behavioral problems in dementia: a factor analysis of the neuropsychiatric inventory (NPI)«, in: *Dementia and Geriatric Cognitive Disorders*, Bd. 14 (2002), Nr. 3; J. Verhey, *Oud en vergeten: de lessen van Alzheimer.* Rede anlässlich der Übernahme des Lehrstuhls für Neuropsychiatrie und Altenpsychiatrie an der Universität Maastricht von J. Verhey am 11. Oktober 2002.

13 In Deutschland wurde Risperidon erstmalig im Dezember 1993 zugelassen (Anm. d. Übers.).

14 Quelle: L. Reijners, A. Vulto, H. Buurma u. a. *Geneesmiddelen in Nederland – gids voor zorgverlener en gebruiker.* Van Gennep, Amsterdam, 2003.

15 *Bijzondere Opneming in Psychiatrische Ziekenhuizen* – dt. Einweisung in Psychiatrische Krankenhäuser (Anm. d. Übers.).

16 Quelle: K. Sink, K. Holden, K. Yaffe, »Pharmacological Treatment of Neuropsychiatric Symptoms of Dementia«, in: *JAMA*, Bd. 293 (2005), Nr. 5.

17 Quelle: CBO (Institut zur Qualitätssicherung im Gesundheitswesen), *conceptrichtlijnen dementie* (Konzeptrichtlinien Demenz). Die Arbeitsgruppe ist der Auffassung, nichtmedikamentöse Behandlung sei medikamentöser Behandlung vorzuziehen. Bei medikamentöser Behandlung müssten in jedem Fall die Richtlinien strengstens eingehalten werden. Die Niederlande haben sich dieser Richtlinie angeschlossen.

18 Quelle: CBO (Institut für Qualitätssicherung im Gesundheitswesen). Lewy-Body-Demenz (*Lewy Body Disease LBD*) ist, wie der Name schon sagt, eine Form der Demenz, bei der so genannte kortikale Lewy-Körperchen auftreten. Es handelt sich bei LBD wahrscheinlich um keine eigene Entität neben Parkinson und Alzheimer. Vielmehr gehören Letztere zu einem Spektrum der Lewy-Pathologie, wobei LBD als kortikale Variante von Parkinson betrachtet werden kann. Die Abweichungen finden sich vor allem im Cortex. Psychiatrische Symptome (Halluzinationen, Wahnvorstellungen und Depressionen) und Parkinsonismus treten vor allem in einem frühen Stadium auf. Das Demenzsyndrom ist bei LBD charakterisiert durch einen progressiven kognitiven Abbau in Bezug auf die Handlungsfähigkeit mit oft ausgesprochen visuospatiellen Defiziten.

19 Quelle: SFK – Stichting Farmaceutische Kerngetallen (Stiftung für pharmazeutische Kernzahlen). Es sei darauf hingewiesen, dass nicht alle der fast 59.000 über 65-Jährigen an Demenz litten, allerdings ist davon auszugehen, dass der Anteil Demenzkranker sehr hoch war.

20 Im Artikel der Zeitung *Het Parool* wird von Risperidon berichtet, das trotz Warnungen häufig in Pflegeheimen verschrieben werde. Zitat:

»Drei Bewohner des Pflegeheims Verserduin in Driehuis sind daran gestorben. Bei den Verstorbenen handelt es sich um zwei Männer im Alter von 78 und 76 Jahren und eine 72-jährige Demenzkranke. Dem Heimarzt zufolge werden die Nebenwirkungen von Risperidon – Fieber und Unruhe – häufig nicht erkannt, weil sie von normalen Infektionskrankheiten nur schwer zu unterscheiden sind. ›In vielen Pflegeheimen ist man der Auffassung, Bewohner sollten in ihrer letzten Lebensphase nicht mehr so ausführlich behandelt werden. Dann ist es auch nicht möglich, Untersuchungen durchzuführen, die Nebenwirkungen zutage fördern könnten.‹«

21 Quelle: CBO (Institut zur Qualitätssicherung im Gesundheitswesen).

22 Zu diesem Ergebnis kommt eine Untersuchung in zweihundert niederländischen Pflegeheimen. Quelle: CBO (Institut für Qualitätssicherung im Gesundheitswesen).

23 Das CBO hat die Faktoren aufgelistet, welche das Sturzrisiko bei Demenzkranken erhöhen. Wie sich zeigt, besteht bei Demenz (und der Parkinson-Krankheit) an sich bereits eine erhöhte Sturzgefahr. Je fortgeschrittener das Demenzstadium, desto höher das Risiko. Des Weiteren werden genannt: Störungen der Motorik (Gleichgewichts- und Gehstörungen sowie Kontrollverlust über die Muskeln), Probleme bei der Bewältigung alltäglicher Handlungen, Hüft- und Kniearthrose, Sehschwierigkeiten und Fußprobleme. Bei Behandlung mit ›psychotropen‹ Medikamenten (wie Antipsychotika, Antidepressiva, Schlafmittel und Tranquilizer) erhöht sich das Sturzrisiko weiter. Wer Benzodiazepine (Beruhigungsmittel) schluckt, hat darüber hinaus ein um 50 Prozent erhöhtes Risiko auf Brüche beim Sturz. Aggressive oder ehemalig aggressive Demenzerkrankte weisen ein 60 bis 90 Prozent erhöhtes Sturzrisiko auf. Außerdem kommt es sehr häufig zu Folgestürzen: Wer einmal stürzt, stürzt wieder. Auch scheint ein Zusammenhang mit Inkontinenz zu bestehen, welche die Sturzgefahr um das Eineinhalbfache erhöhen soll.

24 Zu diesem Ergebnis kommt der Gesundheitsjurist Luuk Arends vom Rotterdamer *Erasmus Medisch Centrum* in seiner Untersuchung des Rechtsschutzes von Demenzkranken.

25 Vgl. ›Richtlijnen Valpreventie‹ (Richtlinien für die Sturzprävention) vom *CBO*.

26 *CBO* (Institut zur Qualitätssicherung im Gesundheitswesen). Außerdem wird damit das Selbstbestimmungsrecht des Demenzkranken nicht verletzt.

27 Transitorische ischämische Attacke

28 So die Untersuchung des Schmerzforschers Erik Scherder in *British Medical Journal*, März 2005.

# Danksagung

Dieses Buch entstand mit finanzieller Unterstützung der Zorgverzekeraar Achmea (Zilveren Kruis Achmea, Groene Land Achmea, PWZ Achmea), Stichting Bijzondere Journalistieke Projecten, Stichting Elisabeth Strouven, Stichting Sluyterman van Loo, Stichting Lambert van Middelhoven, Stichting tot Steun VCVGZ, Stichting Alzheimer Nederland, AAG adviesgroup.

Auch den folgenden Personen danke ich für ihre Unterstützung: René & Lucy Bruin-Sosa, Pim Fischer, Marie José Gijsberts, Harry Halmans, Wim Iding, Marjo Koenen, Maud Koldenhof, Louise Koopman, Wim van de Laak, Geert Leenders, Aad & Thecla van Marrelo, Pual  Lucie van Neer, Léon & Miety van Neer, Mia van Neer, Sjaak Oberijé, Jan Ponsen, Jan van Slobbe, Mehmet Ülger, Astrid van Unen, Chris Verhoeven.